I0696831

De tu centro a la mesa

De tu centro a la mesa

Manual para una alimentación basada en plantas

Dr. José David Hutchinson Camacho

Monterrey, México, 2023

Título original de la obra: *De tu centro a la mesa*
Manual para una alimentación basada en plantas
D. R. © José David Hutchinson Camacho
jdhutchinson.md@gmail.com

Cuidado y diseño editorial: Marisol Vera Guerra
ediciones.morgana@yahoo.com

Fecha del término de la edición:
27 de abril de 2023

Índice

Prefacio

La vida contemporánea, con sus ritmos acelerados y su alta industrialización, hace difícil iniciar un estilo de vida saludable. Muchas personas normalizan los estados de malestar y enfermedad, y quienes desean tener hábitos más saludables, encuentran sólo información dispersa o demasiado compleja. De ahí la necesidad de que exista una guía confiable y, al mismo tiempo, fácil de seguir como la que ahora tienes en tus manos.

Desde mi experiencia he escrito este manual para brindar una guía práctica y sólida a todas aquellas personas que deseen modificar su alimentación, pero no estén seguras de cómo hacerlo. Empecé a concebirlo hace cerca de diez años, el detonante fue mi vivencia personal, dado que padecía problemas gastrointestinales y dermatológicos sin causa aparente. En aquel entonces, la opción que se me presentaba era la de inmunosuprimirme por tiempo indeterminado, pero como estudiante de medicina estaba consciente de los posibles efectos secundarios a largo plazo, por lo que empecé a buscar alternativas.

Comencé a experimentar con la eliminación de la carne y los lácteos de mi dieta, notando cambios significativos. Esta experiencia me motivó a explorar una dieta basada completamente en plantas, aunque no contaba todavía con el conocimiento suficiente para hacerlo de manera adecuada.

Con esa motivación, desde aquel momento, me dediqué a investigar diariamente la bibliografía disponible, lo que me permitió formular un plan y una dieta que llevaría a cabo algunos años después; y, de esta manera, fue evolucionando y tomando forma progresivamente el manuscrito que ahora se ha convertido en libro.

Actualmente, llevo cerca de una década siguiendo este tipo de alimentación y sigo experimentando sus beneficios para mi cuerpo y mi mente en el día a día. Ahora mi intención, con este manual, es proporcionar a otros una herramienta útil y práctica para iniciar este mismo camino hacia una alimentación saludable y equilibrada.

He estructurado este libro como una herramienta sencilla y fácil de entender, a la vez efectiva, con información confiable, fundamentada en evidencia científica. Para ello, he realizado una selección rigurosa de información relevante y actualizada en materia de nutrición basada en plantas, considerando las principales tendencias y corrientes nutricionales, así como los avances y descubrimientos más recientes en la investigación sobre la alimentación y sus efectos en la salud.

Quiero que este manual sea una herramienta útil y accesible para todo aquél que lo lea y esté interesado en mejorar su salud y bienestar, a través de una alimentación saludable, independientemente de su nivel de conocimiento o experiencia previa en la materia. Como te darás cuenta, utilizo un lenguaje claro y ameno, evitando tecnicismos innecesarios y conceptos complejos. A través de una serie de consejos prácticos y recetas, te ayudaré a fomentar un estilo de vida más saludable y sostenible, si estás interesado en iniciarte en esta práctica.

Es importante tener en cuenta que este manual no puede proporcionar asesoramiento personalizado ni reemplazar la evaluación individualizada de un profesional de la salud. Cada persona tiene necesidades nutricionales individuales que deben ser evaluadas por un experto antes de implementar cambios en su alimentación. Sin embargo, puede ser una herramienta útil para iniciar el camino hacia una alimentación más equilibrada.

El proceso para cuidar de mi propia salud ha demandado disciplina y, especialmente, la disposición a realizar cambios. Y es este aprendizaje el que deseo transmitirte.

En mi opinión, para crear un hábito se necesitan dos cosas: un propósito o una motivación y el observar resultados. En mi caso, la motivación fue mi salud. Sin embargo, independientemente de la motivación, los beneficios son evidentes y el resultado es el mismo: una mejoría en la salud y en la calidad de vida.

Espero que mi vivencia ayude a otros a ahorrar tiempo y esfuerzo en la búsqueda de información confiable. Dejo este manual en tus manos con el deseo sincero de que te sea útil para encontrar lo que buscas o, al menos, orientarte en la dirección correcta. ¡Mucho éxito en tu recorrido hacia este nuevo camino!

Dr. José David Hutchinson Camacho
Monterrey, abril de 2023

Capítulo 1

Introducción: Importancia, beneficios
y ventajas de una alimentación basada en plantas

¿Qué es la alimentación basada en plantas?

Es aquella que se centra en consumir principalmente alimentos de origen vegetal como frutas, verduras, legumbres, cereales integrales, frutos secos y semillas. Este tipo de alimentación se ha vuelto cada vez más popular en los últimos años, ya que ha demostrado ser beneficioso para la salud y el medio ambiente.

Al consumir alimentos de origen vegetal se pueden reducir los riesgos de enfermedades crónicas como la diabetes, la hipertensión y las enfermedades cardiovasculares. Además, una alimentación basada en plantas puede ser más sostenible al reducir la huella de carbono en el medio ambiente.

¿Por qué es importante adoptar una alimentación basada en plantas?

Por todos los beneficios que se han demostrado, en distintas áreas.

a) Salud: Una alimentación basada en plantas puede ayudar a reducir el riesgo de enfermedades crónicas como enfermedades cardíacas, diabetes tipo 2 y ciertos tipos de cáncer. Así mismo, mejora la salud del sistema inmunológico, digestivo y cerebral.

b) Ecología: Una alimentación basada en plantas reduce la huella de carbono y el uso de recursos naturales como agua, tierra y energía, lo que ayuda a disminuir el impacto ambiental. La producción de carne, lácteos y huevos es uno de los principales factores del cambio climático, pues la producción de alimentos de origen animal contribuye significativamente a las emisiones de gases de efecto invernadero.

c) Ética: La producción industrial de carne, lácteos y huevos a menudo implica la crueldad hacia los animales y, por ende, su sufrimiento. Una alimentación basada en plantas elimina la necesidad de consumir productos de origen animal, lo que reduce la demanda y, por lo tanto, la cantidad de animales que se crían y se sacrifican en granjas industriales.

En conclusión, adoptar una alimentación basada en plantas es una opción saludable, sostenible y ética que puede tener un impacto positivo en la salud, el medio ambiente y los animales. Aunque puede parecer un cambio drástico al principio, puede ser una transición gradual y gratificante hacia una vida más saludable y consciente.

¿Cuáles son las ventajas y/o beneficios para la salud?

Hay varias ventajas de seguir una alimentación basada en plantas en comparación con una dieta que incluye alimentos de origen animal. Aquí menciono algunas de las principales ventajas desde el punto de vista de la salud.

Menor riesgo de enfermedades crónicas: Una alimentación basada en plantas se ha asociado con un menor riesgo de enfermedades crónicas como enfermedades cardiovasculares, diabetes tipo 2, hipertensión, obesidad y algunos tipos de cáncer. Esto se debe en parte a que los alimentos de origen vegetal son ricos en nutrientes esenciales como vitaminas, minerales, fibra y antioxidantes, y bajos en grasas saturadas, colesterol y sodio en comparación con las dietas que incluyen alimentos de origen animal.

Mejora de la salud digestiva: Las plantas son una excelente fuente de fibra, especialmente de fibra insoluble, que ayuda a mantener un sistema digestivo saludable al agregar volumen a las heces y promover la regularidad intestinal, prevenir el estreñimiento y otras enfermedades digestivas y mejora la salud del microbioma intestinal. La alimentación basada en plantas es naturalmente baja en grasas saturadas que pueden ser difíciles de digerir. La digestión de las grasas saturadas puede requerir más ácido gástrico y enzimas digestivas, lo que puede aumentar el riesgo de reflujo ácido y otros problemas digestivos.

Mejora la salud cardiovascular: La alimentación basada en plantas se ha relacionado con una mejor salud cardiovascular, ya que reduce el riesgo de enfermedades cardiovasculares, disminuye los niveles de colesterol total y LDL (colesterol malo) y mejora la presión arterial.

Promueve un peso saludable: Los alimentos de origen vegetal ayudan a mantener un peso saludable o a perder peso, ya que son generalmente bajos en calorías y grasas, pero altos en fibra y nutrientes.

Mejora la salud mental: Una alimentación basada en plantas puede ayudar a mejorar la salud mental, reducir los síntomas de la depresión y la ansiedad, y mejorar la calidad del sueño.

Mayor longevidad: Las poblaciones más longevas del mundo consumen en su mayoría alimentos de origen vegetal. Las personas que siguen una alimentación basada en plantas tienden a tener una mayor esperanza de vida y una menor incidencia de enfermedades crónico-degenerativas.

Quiero destacar que cada persona es única y que los beneficios de una alimentación basada en plantas pueden variar según su edad, género, estilo de vida y estado de salud actual. Además, recomiendo adoptar una alimentación basada en plantas de manera equilibrada y bien planificada para asegurarnos de obtener todos los nutrientes necesarios.

Capítulo 2

Requerimientos nutricionales básicos,
¿de dónde obtener los nutrientes?

Requerimientos nutricionales básicos

Los requerimientos nutricionales básicos en una alimentación basada en plantas son similares a los de cualquier otra dieta saludable. Debes asegurarte de obtener suficientes proteínas, grasas saludables, carbohidratos, vitaminas y minerales para mantener una buena salud.

Estos nutrientes se dividen en dos categorías: macronutrientes y micronutrientes.

Los macronutrientes incluyen carbohidratos, proteínas y grasas, y son necesarios en grandes cantidades para el crecimiento y la energía del cuerpo.

Los micronutrientes incluyen vitaminas y minerales, y aunque se necesitan en cantidades más pequeñas, son igualmente importantes para mantener una buena salud y prevenir enfermedades.

Considero esencial conocer las fuentes de estos nutrientes en una alimentación basada en plantas y cómo combinar los alimentos de manera adecuada para maximizar su absorción y biodisponibilidad.
Una dieta equilibrada y variada basada en plantas puede proporcionarte todos los nutrientes necesarios para una buena salud y prevenir enfermedades crónicas, siempre y cuando prestes atención a las necesidades individuales y planifiques adecuadamente.

Macronutrientes:

Los macronutrientes son los componentes principales de la alimentación, que proporcionan la energía y los materiales de construcción necesarios para el crecimiento, la reparación y el mantenimiento del cuerpo humano.

En una alimentación basada en plantas, los macronutrientes son los mismos que en una dieta convencional, pero las fuentes de donde se obtienen son diferentes. Los tres macronutrientes esenciales son los carbohidratos, las proteínas y las grasas, y cada uno de ellos tiene una función importante en el cuerpo humano.

La mayoría de las personas que siguen una alimentación basada en plantas pueden obtener suficientes macronutrientes de los alimentos vegetales, pero es importante prestar atención a las fuentes y cantidades de cada nutriente para asegurarse de obtener una alimentación equilibrada y saludable.

Carbohidratos

Los carbohidratos son la principal fuente de energía para nuestro cuerpo. La cantidad de carbohidratos recomendada varía según tu edad, el género, tu nivel de actividad y otros factores individuales. En general, se recomienda que los carbohidratos constituyan alrededor del 45-65% de las calorías diarias totales. Por ejemplo, para una persona que consume 2000 calorías al día, esto significaría consumir alrededor de 225-325 gramos de carbohidratos por día. Es importante tener en cuenta que no todos los carbohidratos son iguales, y elegir opciones de carbohidratos saludables es esencial para una alimentación equilibrada y saludable. La mayoría de los carbohidratos se clasifican en tres categorías:

a) Carbohidratos simples (azúcares simples).
b) Carbohidratos complejos (almidones).
c) Fibra.

Al elegir carbohidratos, será mejor que optes por carbohidratos complejos en lugar de carbohidratos simples.

Los carbohidratos simples

Son estructuras moleculares más pequeñas, que se digieren rápidamente y se absorben en el torrente sanguíneo de manera rápida. Éstos se encuentran en alimentos como el azúcar refinada, el jarabe de maíz alto en fructosa, las bebidas azucaradas, los dulces, las galletas y otros productos procesados. Estos carbohidratos pueden proporcionarte una rápida fuente de energía, pero también pueden causarte picos y caídas en los niveles de glucosa en sangre, por lo que quizá termines con fatiga, antojos y problemas de salud a largo plazo.

Los carbohidratos complejos

Son estructuras moleculares más grandes, que se digieren y se absorben más lentamente. Éstos se encuentran en alimentos como los granos enteros, cereales, las verduras, las frutas y las legumbres.

Los carbohidratos complejos son beneficiosos porque proporcionan energía de manera sostenida y mantienen estables los niveles de azúcar en la sangre. También contienen más nutrientes, como vitaminas, minerales y fibra, que son importantes para una dieta saludable y equilibrada.

Algunas de las fuentes más comunes de carbohidratos complejos son los cereales integrales, las legumbres, las frutas y las verduras.

I. Los cereales integrales y pseudocereales

A diferencia de los cereales refinados (como el pan blanco y la pasta, que han sido procesados para eliminar la mayoría de la fibra y los nutrientes), los cereales integrales y pseudocereales se mantienen intactos, lo que significa que conservan todos sus nutrientes naturales y beneficios para la salud.

Ejemplos de cereales integrales son el arroz integral, la quinoa, el amaranto, la avena y el trigo sarraceno. Estos cereales son una fuente rica de fibra, vitaminas y minerales esenciales, y son especialmente ricos en vitaminas del complejo B y hierro.

Cereales integrales y sus beneficios

Arroz integral	Una porción de 1 taza (185 gramos) de arroz integral cocido contiene aproximadamente 45 gramos de carbohidratos, incluyendo 4 gramos de fibra. Además, el arroz integral es una excelente fuente de magnesio y selenio, dos minerales esenciales para la salud.
Quinoa	Es un pseudocereal popular y extremadamente nutritivo. Una porción de 1 taza (185 gramos) de quinoa cocida contiene aproximadamente 40 gramos de carbohidratos, incluyendo 5 gramos de fibra. Además, la quinoa es una excelente fuente de proteínas completas, lo que significa que contiene todos los aminoácidos esenciales que nuestro cuerpo necesita para construir proteínas.
Avena	Es un cereal integral reconfortante y versátil que se puede disfrutar como cereal caliente o frío, o en recetas como galletas y panqueques. Una porción de 1 taza (80 gramos) de avena cruda contiene aproximadamente 28 gramos de carbohidratos, incluyendo 4 gramos de fibra. Además, la avena es una excelente fuente de betaglucanos, un tipo de fibra que ha demostrado reducir los niveles de colesterol en sangre.
Trigo sarraceno	A pesar de su nombre, no es un tipo de trigo, sino un pseudocereal. Una porción de 1 taza (168 gramos) de trigo sarraceno cocido contiene aproximadamente 32 gramos de carbohidratos, incluyendo 4 gramos de fibra. Además, el trigo sarraceno es rico en antioxidantes y contiene compuestos beneficiosos para la salud como la rutina, que puede ayudar a reducir la inflamación en el cuerpo.
Amaranto	Es un pseudocereal altamente nutritivo y rico en proteínas, vitaminas y minerales. Este alimento ha sido utilizado durante siglos como alimento básico en las culturas prehispánicas de América.

Tabla 1

Entre los beneficios que se le atribuyen al amaranto podemos encontrar los siguientes:

✓ *Alto contenido proteico:* El amaranto es una excelente fuente de proteínas, con un contenido de proteínas que varía del 13% al 16% por cada 100 gramos.

✓ *Rico en vitaminas y minerales:* El amaranto es una buena fuente hierro, calcio, magnesio y zinc. También contiene vitaminas del complejo B, incluyendo ácido fólico y vitamina B6. Una porción de 100 gr de amaranto proporciona:

- CALCIO: 159-200 mg
- HIERRO: 7-9 mg
- MAGNESIO: 248-295 mg
- FÓSFORO: 457-497 mg
- POTASIO: 332-420 mg
- ZINC: 2-3 mg
- VITAMINA E: 2-3 mg

✓ *Propiedades antioxidantes:* El amaranto contiene compuestos antioxidantes, como la vitamina E, que pueden ayudar a proteger las células del cuerpo contra el daño de los radicales libres.

✓ *Índice glucémico bajo:* Significa que no eleva el nivel de azúcar en la sangre tan rápido como otros alimentos con carbohidratos refinados. Esto es especialmente benéfico para las personas con diabetes.

✓ *Bajo en calorías:* El amaranto es bajo en grasas y calorías, pero es alto en fibra. La fibra ayuda a mantenernos llenos por más tiempo, lo que puede ayudar a reducir la ingesta de calorías y contribuir a la pérdida de peso.

✓ *Libre de gluten:* Esto lo convierte en una muy buena opción para las personas que siguen una dieta libre de gluten.

Globalmente, el amaranto es un excelente alimento gracias a su alto contenido de proteínas y nutrientes, y su bajo contenido de calorías, además por ser fuente de fibra y por la versatilidad que ofrece en la cocina.

II. Legumbres

Las legumbres, como los frijoles, los garbanzos, las lentejas y los guisantes, son otra excelente fuente de carbohidratos complejos. Ahondaré en las legumbres cuando hablemos sobre proteínas.

III. Frutas y verduras

También son fuentes importantes de carbohidratos complejos y contienen una variedad de otros nutrientes importantes, como vitaminas, minerales, antioxidantes y fitonutrientes. En la siguiente tabla te presento algunos ejemplos de frutas y verduras que son fuentes de carbohidratos complejos, junto con sus cantidades aproximadas por porción.

Frutas y verduras, porciones recomendadas

Camote

Una porción de 100 gramos de camote cocido contiene aproximadamente 20 gramos de carbohidratos complejos. Es rico en vitamina A, vitamina C, fibra y potasio.

Maíz

Una porción de 100 gramos de maíz cocido contiene aproximadamente 15 gramos de carbohidratos complejos. Es rico en fibra, antioxidantes y vitamina B6. También contiene pequeñas cantidades de hierro y calcio.

Calabaza

Una porción de 100 gramos de calabaza cocida contiene aproximadamente 4 gramos de carbohidratos complejos. Es rica en vitamina A, vitamina C, fibra y potasio.

Plátanos

Un plátano mediano contiene aproximadamente 27 gramos de carbohidratos complejos. Son una buena fuente de potasio, vitamina C, vitamina B6 y fibra.

Manzana

Una manzana mediana contiene aproximadamente 25 gramos de carbohidratos complejos. Son ricas en fibra, vitamina C y antioxidantes.

Fresa

Una taza de fresas frescas contiene aproximadamente 11 gramos de carbohidratos complejos. Son una excelente fuente de vitamina C y antioxidantes.

Brócoli

Una taza de brócoli cocido contiene aproximadamente 6 gramos de carbohidratos complejos. Es rico en vitamina C, vitamina K, fibra y potasio. También es una buena fuente de calcio.

Chícharos

Una taza de guisantes cocidos contiene aproximadamente 16 gramos de carbohidratos complejos. Son ricos en fibra, proteína vegetal y vitaminas B.

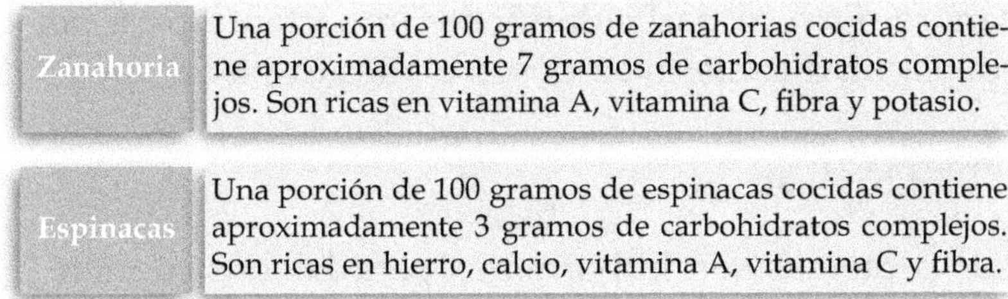

Zanahoria	Una porción de 100 gramos de zanahorias cocidas contiene aproximadamente 7 gramos de carbohidratos complejos. Son ricas en vitamina A, vitamina C, fibra y potasio.
Espinacas	Una porción de 100 gramos de espinacas cocidas contiene aproximadamente 3 gramos de carbohidratos complejos. Son ricas en hierro, calcio, vitamina A, vitamina C y fibra.

Tabla 2

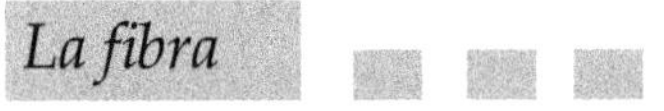

La fibra

Es importante destacar que la fibra no es digerida por el cuerpo humano, lo que significa que no aporta calorías ni nutrientes esenciales al organismo. Sin embargo, esto no significa que la fibra sea irrelevante en la dieta. En una alimentación basada en plantas, la fibra tiene un papel fundamental en la promoción de una buena salud intestinal.

La fibra ayuda a mantener la regularidad del tránsito intestinal, previene el estreñimiento y la diarrea, y reduce el riesgo de desarrollar enfermedades intestinales como el cáncer de colon. Además, la fibra también ayuda a reducir los niveles de colesterol en sangre, lo que a su vez reduce el riesgo de enfermedades cardíacas.

Otra ventaja de la fibra es que ayuda a controlar los niveles de glucosa en sangre. Algunas fibras, como la *pectina* que se encuentra en las manzanas y las fresas, son capaces de ralentizar la absorción de glucosa en el intestino, lo que ayuda a evitar picos de glucosa en sangre. Esto es particularmente importante para personas con diabetes o en riesgo de desarrollar diabetes.

Proteínas

Las proteínas son importantes para la construcción y reparación de tejidos en nuestro cuerpo, como los músculos, la piel y los órganos. Los adultos necesitan alrededor de 0.8 gramos de proteína por kilogramo de peso corporal al día. La cantidad recomendada de proteína varía según la edad, el género y la actividad física, pero en general se recomienda que entre el 10-35% de nuestras calorías diarias provengan de las proteínas.

Aunque es posible obtener suficiente proteína en una alimentación basada en plantas, es importante asegurarse de consumir una variedad de fuentes de proteína para obtener todos los aminoácidos esenciales que nuestro cuerpo necesita.

Las proteínas se componen de aminoácidos, y hay 20 aminoácidos diferentes que nuestro cuerpo necesita para funcionar correctamente. Nueve de éstos son esenciales, lo que significa que el cuerpo no puede producirlos y deben obtenerse a través de la dieta. Aunque se ha argumentado que las proteínas de origen vegetal son incompletas debido a la falta de algunos aminoácidos esenciales, en realidad es posible obtener una ingesta adecuada de proteínas y aminoácidos en una dieta basada en plantas. La clave es comer una variedad de alimentos vegetales ricos en proteínas para asegurarte de obtener todos los aminoácidos esenciales.

Además, las proteínas vegetales tienen una serie de beneficios para la salud en comparación con las proteínas animales. Las proteínas vegetales son generalmente más bajas en grasas saturadas y colesterol, y también contienen fibra y una variedad de vitaminas y minerales.

Las fuentes de proteínas vegetales incluyen legumbres, nueces y semillas, soja y productos de soja, cereales integrales y verduras de hojas verdes.

Legumbres como fuente de proteína

Las legumbres son una excelente fuente de proteínas en una alimentación basada en plantas. Son ricas en aminoácidos esenciales, que son los bloques de construcción de las proteínas. Además, las legumbres también son ricas en fibra, vitaminas y minerales.

Algunas legumbres populares incluyen los frijoles, garbanzos, lentejas, guisantes y habas.

Gramos de proteína aproximada
por una taza cocida de cada legumbre

Legumbre	g / 1 taza cocida
Frijoles negros	15 g
Garbanzos	14.5 g
Lentejas	18 g
Guisantes	8 g
Habas	12 g

Tabla 3

Puedes incorporar las legumbres, de muchas maneras, en una alimentación basada en plantas. Por ejemplo, agregándolas a ensaladas, sopas, guisos, salsas y hummus, entre otros. También las puedes utilizar como sustitutos de la carne en platos como chili, hamburguesas vegetarianas y tacos.

Cómo obtener una proteína competa

Aunque las legumbres son una buena fuente de proteína, ésta no es una fuente completa, lo que significa que no contienen todos los aminoácidos esenciales en cantidades suficientes. Para obtener todos los aminoácidos esenciales, es importante combinar las legumbres con otros alimentos ricos en proteínas, como los cereales integrales, frutos secos y semillas. Si deseas conseguir una proteína completa, en tu alimentación basada en plantas, combínala con otros alimentos que contengan los aminoácidos faltantes. A continuación, te presento algunas combinaciones recomendadas de legumbres y otros alimentos.

Combinaciones para lograr una proteina completa

legumbres y cereales

Una combinación clásica de legumbres y cereales es el arroz con frijoles, pero también puedes probar otras combinaciones como lentejas con cuscús, garbanzos con quinua, o habas con bulgur. Estas combinaciones son ricas en *lisina* (que se encuentra en las legumbres) y *metionina* (que se encuentra en los cereales).

legumbres y nueces o semillas

Por ejemplo, puedes hacer *hummus* con garbanzos y tahini (pasta de semillas de sésamo), o mezclar lentejas con nueces para hacer una ensalada. Estas combinaciones también proporcionan una buena cantidad de grasas saludables y fibra.

legumbres y vegetales

Algunos vegetales también contienen aminoácidos que complementan los que se encuentran en las legumbres. Por ejemplo, la espinaca y el brócoli son ricos en metionina, mientras que el maíz y la calabaza son ricos en lisina. Puedes combinar legumbres con estos vegetales en sopas, guisos o ensaladas para obtener una proteína completa.

Tabla 4

Recuerda, no es necesario combinar estos alimentos en cada comida para obtener una proteína completa, ya que nuestro cuerpo puede almacenar aminoácidos y utilizarlos más tarde. Sin embargo, es recomendable incluir una variedad de legumbres y otros alimentos ricos en proteínas en tu dieta diaria para asegurarte de obtener todos los aminoácidos esenciales que necesitas.

En resumen, es posible obtener suficientes proteínas y aminoácidos esenciales en una alimentación basada en plantas al incluir una variedad de alimentos ricos en proteínas vegetales.

Grasas

Las grasas son importantes para la salud del cerebro, la piel, el cabello y el sistema nervioso, así como para la absorción de ciertas vitaminas. En una alimentación basada en plantas, las grasas se pueden encontrar en alimentos como aguacates, nueces, semillas, aceites vegetales y algunas frutas y verduras. Sin embargo, no todas las grasas son iguales y algunas pueden tener efectos negativos en la salud si se consumen en exceso.

Grasas insaturadas

Las grasas insaturadas son un tipo de grasa saludable que se encuentra comúnmente en alimentos de origen vegetal. Estas grasas son líquidas a temperatura ambiente y se dividen en dos categorías: grasas monoinsaturadas y grasas poliinsaturadas.

■ *Las grasas monoinsaturadas* se encuentran en alimentos como el aceite de oliva, los aguacates y los frutos secos. Son beneficiosas para la salud cardiovascular, ya que pueden ayudar a reducir el colesterol LDL (malo) en la sangre y aumentar el colesterol HDL (bueno).

■ *Las grasas poliinsaturadas* se dividen en dos categorías: ácidos grasos omega-3 y omega-6. Los ácidos grasos omega-3 se encuentran en alimentos como el aceite de linaza, las semillas de chía y las nueces, mientras que los ácidos grasos omega-6 se encuentran en alimentos como los aceites vegetales, las semillas y las nueces.

Se sabe que los ácidos grasos omega-3 tienen efectos antiinflamatorios y pueden ayudar a prevenir enfermedades del corazón y mejorar la salud cerebral.

La mayoría de las personas necesitan aumentar su consumo de ácidos grasos omega-3, y puede ser necesario considerar suplementos si no se consumen suficientes fuentes dietéticas.

En general, se recomienda que las grasas insaturadas representen al menos el 25% de la ingesta calórica total en una dieta saludable basada en plantas.

Elige fuentes saludables de grasas y limita la ingesta de grasas saturadas y grasas trans para una mejor salud a largo plazo.

Grasas saturadas

Las grasas saturadas son un tipo de ácido graso que se encuentra en alimentos de origen animal y en algunos productos procesados que contienen aceites vegetales hidrogenados. Estos ácidos grasos se caracterizan por tener una estructura molecular en la que todos los átomos de carbono están unidos por enlaces sencillos, lo que las hace más estables y sólidas a temperatura ambiente.

A diferencia de las grasas insaturadas, las grasas saturadas tienen efectos negativos en la salud cuando se consumen en exceso, especialmente en relación con la salud cardiovascular. Un consumo elevado de grasas saturadas se ha relacionado con un aumento del colesterol LDL o "colesterol malo" en la sangre, lo que puede contribuir a la acumulación de placa en las arterias y aumentar el riesgo de padecer enfermedades cardio-vasculares. Por esta razón, se recomienda limitar el consumo de alimentos ricos en grasas saturadas en una alimentación basada en plantas, incluyendo fuentes de grasa animal como la mantequilla, la crema, la carne y los productos lácteos.

Destaco que, aunque una alimentación basada en plantas puede ser más baja en grasas saturadas que una dieta basada en productos de origen animal, es posible consumir grasas saturadas a través de alimentos procesados y alimentos ricos en grasas saturadas como el aceite de coco. Lee las etiquetas de los alimentos y elige opciones saludables de grasas en tu alimentación basada en plantas.

Fuentes de grasas vegetales saludables

Aguacate

El aguacate es una excelente fuente de grasas saludables, especialmente ácidos grasos monoinsaturados. Puedes agregar aguacate en ensaladas, como topping en tus comidas o incluso como base para salsas o dips.

Frutos secos

Almendras, nueces, pistachos, anacardos y otros frutos secos son ricos en grasas saludables, proteínas y fibra. Puedes agregarlos a tus ensaladas, usarlos como snack entre comidas o incluso preparar leche de nueces para tus *smoothies*.

Semillas

Las semillas de chía, linaza, cáñamo, calabaza, girasol y sésamo son excelentes fuentes de grasas saludables, fibra y proteínas. Puedes agregarlas a tus *smoothies*, yogures, ensaladas o incluso usarlas para hacer galletas o barritas energéticas caseras.

Los aceites vegetales como el aceite de oliva, el aceite de aguacate, el aceite de linaza y el aceite de sésamo son ricos en grasas saludables y antioxidantes. Puedes usarlos para cocinar o como aderezo para tus ensaladas.

Tabla 5

Toma en cuenta que las grasas también son altas en calorías, por lo que debes consumirlas con moderación y optar por fuentes saludables de grasas en lugar de alimentos procesados que pueden contener grasas añadidas y poco saludables.

La cantidad recomendada de grasas varía según la edad, el género y la actividad física, pero en general se recomienda que entre el 20-35% de nuestras calorías diarias provengan de las grasas y principalmente de grasas insaturadas.

Cada persona tiene necesidades nutricionales únicas y es posible que debas ajustar la cantidad de macronutrientes que consumes para satisfacer tus necesidades individuales. Habla con un profesional de la salud o un nutricionista para obtener una recomendación personalizada.

Algunas recomendaciones para los macronutrientes en una alimentación basada en plantas:

■ *Carbohidratos:* se recomienda que los carbohidratos representen entre el 45% y el 65% de las calorías totales de nuestra dieta.

■ *Proteínas:* se recomienda que las proteínas representen entre el 10% y el 35% de las calorías totales de nuestra dieta.

- *Grasas:* se recomienda que las grasas representen entre el 20% y el 35% de las calorías totales de nuestra dieta, con un enfoque en grasas saludables.

Micronutrientes

Los micronutrientes son vitaminas y minerales esenciales que el cuerpo necesita en pequeñas cantidades para funcionar correctamente. Aunque se requieren en cantidades muy pequeñas, son fundamentales para la salud. A continuación, describo algunos de los micronutrientes más importantes en una alimentación basada en plantas y sus fuentes; ahondando en aquellas que suelen ser deficientes con mayor frecuencia:

Algunos micronutrientes y sus propiedades

Vitamina C

Es un antioxidante importante que ayuda a proteger las células del cuerpo del daño oxidativo. Se encuentra en frutas cítricas y verduras como naranjas, fresas, brócoli, pimientos y tomates.

Vitamina A

Es esencial para la salud ocular y la función inmunológica. Se encuentra en verduras de hojas verdes, zanahorias, batatas y frutas como el mango y el melón.

Vitamina K

Es importante para la salud ósea y también ayuda a la coagulación sanguínea. Se encuentra en verduras de hojas verdes como la col rizada, la espinaca y la acelga.

Hierro

Es esencial para la producción de glóbulos rojos y el transporte de oxígeno en el cuerpo.

Algunas fuentes de hierro en una alimentación basada en plantas:

■ *Legumbres:* Las legumbres como frijoles, garbanzos, lentejas y guisantes, son una excelente fuente de hierro. Una porción de 1 taza de lentejas cocidas contiene aproximadamente 6,6 mg de hierro.

■ *Espinacas:* La espinaca es una verdura de hoja verde rica en hierro. Una taza de espinacas cocidas contiene alrededor de 6,4 mg de hierro.

■ *Semillas de calabaza:* Son una fuente rica en hierro y pueden ser una excelente adición a las ensaladas o como snack. Una porción de 1/4 de taza de semillas de calabaza tostadas contiene aproximadamente 2,7 mg de hierro.

■ *Tofu:* Es una excelente fuente de hierro, especialmente para personas que siguen una dieta vegetariana o vegana. Una porción de 100 g de tofu cocido contiene alrededor de 5,4 mg de hierro.

■ *Frutas secas:* Las frutas secas como las ciruelas pasas, los dátiles y las pasas de uva, son una excelente fuente de hierro. Una porción de 1/2 taza de ciruelas pasas contiene aproximadamente 3,3 mg de hierro.

■ *Quinoa:* Esta semilla se considera un pseudocereal rico en hierro. Una taza de quinoa cocida contiene aproximadamente 2,8 mg de hierro.

Como el hierro de origen vegetal se absorbe mejor en presencia de vitamina C, combinar alimentos ricos en éste con alimentos ricos en vitamina C, como las frutas cítricas, puede aumentar su absorción en el cuerpo.

Calcio

Es indispensable para la salud de huesos y dental.

Algunas fuentes de calcio en una alimentación basada en plantas

- ***Verduras de hoja verde:*** Las verduras de hoja verde como el kale, la espinaca, la col rizada y el brócoli son ricas en calcio. Una taza de kale crudo, por ejemplo, contiene alrededor de 100 mg de calcio.
- ***Frutos secos y semillas:*** Las almendras, avellanas, pistachos, nueces, semillas de chía y sésamo son fuentes de calcio. Una porción de una onza de almendras contiene alrededor de 75 mg de calcio.
- ***Legumbres:*** Los frijoles, lentejas, garbanzos y soja son ricos en calcio. Una taza de garbanzos cocidos contiene alrededor de 80 mg de calcio.
- ***Tofu:*** El tofu hecho con sulfato de calcio es una buena fuente. Una porción de media taza de tofu contiene alrededor de 200 mg de calcio.
- ***Alimentos fortificados:*** Algunos alimentos vegetales como el jugo de naranja y la leche de soja se fortifican con calcio. Una taza de leche de soja fortificada contiene alrededor de 300 mg de calcio.

El cuerpo absorbe mejor el calcio en presencia de vitamina D. Así que agrega alimentos ricos en esta vitamina como los champiñones, y procura la exposición al sol para garantizar una adecuada absorción de calcio. Además, es importante recordar que la cantidad de calcio que necesita cada persona puede variar dependiendo de su edad, género y estado de salud, por lo que es importante consultar a un profesional de la salud para asegurarse de que se está obteniendo la cantidad adecuada de calcio.

Vitamina D

Es indispensable para la salud de huesos y dental. Es un nutriente esencial que ayuda al cuerpo a absorber y utilizar el calcio y el fósforo, lo que es fundamental para la salud ósea. Es comúnmente conocida como la "vitamina del sol" ya que la piel la produce cuando se expone a la luz solar directa. Sin embargo, para las personas con una alimentación basada en plantas que no consumen productos de origen animal, puede ser más difícil obtener suficiente vitamina D.

Aunque la exposición al sol es la forma más efectiva de obtener vitamina D, también se pueden encontrar fuentes en alimentos fortificados y suplementos.

Algunas fuentes de vitamina D

■ *Leche de soja fortificada:* 240 ml de leche de soja fortificada proporciona aproximadamente 3-4 mcg de vitamina D.

■ *Jugos fortificados:* algunos, como el jugo de naranja, pueden estar fortificados con vitamina D y proporcionar hasta 2.5 mcg por 240 ml.

■ *Hongo portobello:* los hongos portobello expuestos a los rayos UV pueden contener hasta 15 mcg de vitamina D por 100 g.

■ *Suplementos:* los suplementos de vitamina D3 son la forma más efectiva de obtener suficiente vitamina D. La cantidad recomendada de suplemento de vitamina D3 es de 10-20 mcg por día.

La vitamina D es una vitamina liposoluble, lo que significa que se almacena en el cuerpo y puede ser tóxica en grandes cantidades. Por lo tanto, es importante hablar con un profesional de la salud antes de comenzar a tomar suplementos de vitamina D.

Zinc

Es un mineral esencial que desempeña un papel importante en muchas funciones corporales, como la función inmunológica, la cicatrización de heridas y la síntesis de proteínas. Aunque las fuentes de zinc en una alimentación basada en plantas pueden ser más limitadas que en una dieta omnívora, aún existen varias opciones para obtenerlo en suficiente cantidad.

Algunas fuentes de zinc en una alimentación basada en plantas

■ *Legumbres:* Las legumbres como los frijoles, lentejas, garbanzos y soja son ricas en zinc. Una taza de frijoles cocidos proporciona alrededor del 20% de la cantidad diaria recomendada de zinc.

■ *Frutos secos y semillas:* Las nueces, semillas de girasol, semillas de calabaza, almendras y cacahuetes son ricos en zinc. Una porción de 1/4 de taza de semillas de calabaza proporciona aproximadamente el 20% de la cantidad diaria recomendada de zinc.

■ *Cereales integrales:* Los cereales integrales como la avena, el trigo sarraceno, el arroz integral y la quinoa son ricos en zinc. Una taza de avena proporciona aproximadamente el 15% de la cantidad diaria recomendada de zinc.

■ *Vegetales de hojas verdes:* Los vegetales de hojas verdes como la espinaca, la col rizada y la acelga también son buenas fuentes de zinc. Una taza de espinacas cocidas proporciona aproximadamente el 5% de la cantidad diaria recomendada de zinc.

■ *Levadura nutricional:* Una cucharada de levadura nutricional proporciona aproximadamente el 5% de la cantidad diaria recomendada de zinc.

Los *fitatos* presentes en algunos alimentos vegetales pueden disminuir la absorción de zinc en el cuerpo; para aumentarla es recomendable remojar, germinar o fermentar los alimentos ricos en zinc antes de consumirlos. Toma en cuenta que es posible necesitar un suplemento de zinc si una persona no puede obtener suficiente de su dieta basada en plantas.

Yodo

Es importante para la función tiroidea adecuada. Las fuentes de yodo en una alimentación basada en plantas incluyen algas marinas, sal yodada y algunas verduras como las espinacas.

Vitamina B 12

Es un nutriente esencial para la producción de glóbulos rojos y el buen funcionamiento del sistema nervioso. Es importante para el sistema nervioso central y para la prevención de ciertos tipos de anemia. Aunque la vitamina B12 se encuentra también en los alimentos de origen animal, las personas que siguen una alimentación basada en plantas pueden tener dificultades para obtener suficiente cantidad de esta vitamina. Sin embargo, existen algunas fuentes que pueden ser adecuadas para las personas que siguen una alimentación vegana o vegetariana.

Fuentes de vitamina B12 para una alimentación basada en plantas

■ *Levadura nutricional:* Es un suplemento dietético que se utiliza comúnmente en la cocina vegana para agregar sabor y nutrientes a las comidas. Algunas marcas de levadura nutricional se fortifican con vitamina B12, lo que la convierte en una buena fuente para las personas que siguen una alimentación basada en plantas.

■ *Leche o bebidas vegetales fortificadas:* Al igual que la leche de vaca, algunas marcas de leches vegetales se fortifican con vitamina B12. Verifica la etiqueta para asegurarte de que la leche elegida contenga vitamina B12.

■ *Alimentos fortificados:* Además de la leche vegetal fortificada, existen otros alimentos que se pueden fortificar con vitamina B12, como los cereales para el desayuno, los productos a base de soja y algunas barras de proteínas veganas. Recuerda leer las etiquetas de los alimentos para verificar si están fortificados con vitamina B12.

■ *Suplementos:* Los suplementos de vitamina B12 son una opción para aquellas personas que no pueden obtener suficiente cantidad de esta vitamina a través de los alimentos. Existen suplementos de vitamina B12 en forma de pastillas, cápsulas y gotas.

La cantidad recomendada de levadura nutricional al día puede variar según la fuente consultada y la necesidad individual. Sin embargo, en general se considera que una porción diaria de 1-2 cucharadas (10-20 gramos) es suficiente para obtener sus beneficios nutricionales sin exceder el aporte diario recomendado de ciertos nutrientes.

La levadura nutricional es una fuente rica de vitamina B12, pero no es la única que existe para cubrir las necesidades diarias de este nutriente. Recomiendo complementarla con otras fuentes de proteína y/o tomar un suplemento de vitamina B12 si haces una alimentación a base de plantas estricta.

Si tienes preocupaciones sobre tus niveles de micronutrientes, es recomendable consultar con un profesional de la salud.

Alimentos antiinflamatorios

La respuesta inflamatoria es un proceso fisiológico que ocurre de manera natural en el cuerpo en respuesta a una lesión o infección. Sin embargo, la inflamación crónica puede contribuir al desarrollo de enfermedades crónicas como la obesidad, la diabetes tipo 2, las enfermedades cardiovasculares y el cáncer. Una alimentación basada en plantas puede ayudarte a reducir la inflamación en el cuerpo mediante el consumo de alimentos antiinflamatorios.

Algunos alimentos que se pueden incorporar en la dieta

Bayas

Las bayas, como las fresas, arándanos, frambuesas y moras, son ricas en antioxidantes con propiedades antiinflamatorias. Los antioxidantes protegen a las células del daño causado por los radicales libres, que pueden contribuir a la inflamación crónica en el cuerpo. Se recomienda incluir al menos una porción de frutos rojos (1 taza) al día en una alimentación basada en plantas para aprovechar sus propiedades antiinflamatorias y otros beneficios para la salud. Además, pueden ser consumidas en una variedad de formas, como agregarlas a ensaladas, smoothies o yogures vegetales, o simplemente comerlas frescas como un refrigerio saludable.

Frutas Cítricas

Las frutas cítricas como naranjas, toronjas, limones y limas son ricas en vitamina C, que tiene propiedades antioxidantes y antiinflamatorias. Se recomienda consumir al menos una porción diaria de frutas cítricas, como una naranja o una toronja.

Verduras de hoja verde

Las verduras de hoja verde como la espinaca, la acelga y la lechuga romana son ricas en compuestos antioxidantes y antiinflamatorios como la vitamina C, el betacaroteno y los flavonoides. Se recomienda consumir al menos una porción diaria de verduras de hoja verde, como una taza de espinacas o media taza de acelga.

Tomates

Los tomates contienen licopeno, un carotenoide que tiene propiedades antioxidantes y antiinflamatorias. Se recomienda consumir al menos una porción diaria de tomates, como una taza de tomates cherry o media taza de tomate triturado.

Jengibre

Es una especia que se ha utilizado en la medicina tradicional durante siglos debido a sus propiedades antiinflamatorias y antioxidantes. En una alimentación basada en plantas, el jengibre es una excelente adición para reducir la inflamación en el cuerpo: puede ser beneficioso para reducir la inflamación asociada con afecciones como la osteoartritis y la colitis ulcerosa. Además, puede ayudar a reducir el dolor y la inflamación después de hacer ejercicio intenso.

Para incorporar el jengibre en tu dieta, puedes usarlo fresco o seco en recetas de curry, salsas, sopas y aderezos para ensaladas. También puedes preparar té de jengibre, mezclando una cucharadita de jengibre rallado en agua caliente durante unos minutos antes de colarlo.La cantidad de jengibre que se debe consumir para obtener sus beneficios antiinflamatorios puede variar según la persona y la afección que esté tratando. En general, se recomienda consumir entre 1 y 2 gramos de jengibre fresco al día. Para el jengibre seco, se recomienda una cantidad de 1/4 a 1/2 cucharadita por día. Sin embargo, siempre es recomendable consultar a un profesional de la salud antes de hacer cambios significativos en tu dieta para tratar una afección específica.

Cúrcuma

Es una especia conocida por sus propiedades antiinflamatorias y antioxidantes. El componente activo de la cúrcuma, la curcumina, ha demostrado ser eficaz para reducir la inflamación en diversas enfermedades crónicas.

Consejos para incorporar la cúrcuma a los alimentos

■ Agrega cúrcuma en polvo a *smoothies* y licuados. Una cucharadita, en polvo, es suficiente para obtener sus beneficios antiinflamatorios.
■ Prepara arroz o quinoa con cúrcuma en polvo y otras especias para obtener un delicioso plato acompañante.
■ Utiliza cúrcuma fresca en la preparación de tus guisos, sopas y estofados. Para ello, puedes añadir la raíz rallada de la cúrcuma fresca.
■ Prepara un té de cúrcuma. Puedes agregar una cucharadita de cúrcuma en polvo a una taza de agua caliente y dejarla reposar durante unos minutos antes de beber.
■ Toma en cuenta que la cúrcuma es más efectiva cuando la consumes junto con pimienta negra, ya que la *piperina* presente en la pimienta negra aumenta la absorción de la *curcumina*. Una pizca de pimienta negra molida puede ser suficiente para mejorar la absorción de la cúrcuma.

En cuanto a las cantidades recomendadas, no existe una dosis diaria establecida para obtener los beneficios antiinflamatorios de la cúrcuma. Sin embargo, se ha demostrado que dosis de 500 a 2,000 mg de curcumina al día pueden ser efectivas para reducir la inflamación en diversas enfermedades. Consulta a un profesional de la salud antes de tomar suplementos de cúrcuma para obtener recomendaciones específicas de dosificación.

Cacao

El cacao es uno de los alimentos más estudiados por sus propiedades antiinflamatorias. Contiene compuestos llamados flavonoides que actúan como antioxidantes y antiinflamatorios. Los *flavonoides* en el cacao incluyen epicatequina, catequina y procianidinas. Además, el cacao también es rico en magnesio, un mineral que tiene propiedades antiinflamatorias. Una onza de chocolate negro (28 g) contiene aproximadamente el 16% de la cantidad diaria recomendada de magnesio.

Para incorporar el cacao en una alimentación basada en plantas, se pueden hacer smoothies de chocolate con leche de almendras, plátano y cacao en polvo. También se puede agregar cacao en polvo a la avena, el yogur de soja o los smoothies de proteínas.

Té verde

Es conocido por sus numerosos beneficios para la salud debido a sus compuestos bioactivos, como los polifenoles y las catequinas, que tienen propiedades antiinflamatorias y antioxidantes. Estos compuestos pueden ayudar a reducir la inflamación crónica en el cuerpo y proteger contra enfermedades relacionadas con la inflamación, como enfermedades cardiovasculares, diabetes tipo 2 y ciertos tipos de cáncer.

Para obtener los beneficios antiinflamatorios del té verde, se recomienda consumir de 2 a 3 tazas al día. Puedes consumir el té verde caliente o frío, y endulzarlo con miel o edulcorantes naturales si se desea. También se puede combinar con otras hierbas y especias antiinflamatorias, como la cúrcuma o el jengibre, para crear una bebida aún más beneficiosa para la salud.

Al incorporar alimentos antiinflamatorios en una alimentación basada en plantas, puedes reducir el riesgo de inflamación crónica y enfermedades relacionadas. Además, una alimentación basada en plantas también puede ayudar a mantener un peso saludable, mejorar la salud del corazón y reducir el riesgo de cáncer.

El jugo verde se ha convertido en una tendencia popular en la alimentación saludable. Se trata de una bebida elaborada a partir de una combinación de hojas verdes, frutas, verduras y otros ingredientes naturales que se procesan en un extractor de jugos para obtener una bebida fresca y nutritiva.

Algunos de sus beneficios:

✓ Es una forma práctica y deliciosa de incorporar una gran cantidad de nutrientes en la dieta diaria y se ha asociado con diversos beneficios para la salud.

Si dispones de poco tiempo, o simplemente por practicidad, puedes poner una buena parte de las frutas y verduras del día en el extractor y tomar el jugo en cualquier momento (personalmente, prefiero hacerlo en la mañana, en ayunas). De esta manera aseguras el aporte nutricional diario de micronutrientes esenciales.

✓ Es una excelente fuente de vitaminas, minerales y antioxidantes. Las hojas verdes, como la espinaca, la col rizada y la acelga, son ricas en vitaminas A, C y K, y minerales como hierro, calcio y magnesio.

Las frutas y verduras utilizadas en la preparación del jugo verde, como la manzana, el pepino y el limón, también son ricas en vitaminas y antioxidantes que ayudan a reducir la inflamación y a proteger el cuerpo contra los radicales libres.

Para preparar un jugo verde, requerirás de un extractor de jugos. A continuación, te presento algunos ejemplos de ingredientes que puedes utilizar para elaborar un jugo verde:

- 2 tazas de espinacas frescas
- 1 gr de jengibre
- 500 mg de cúrcuma
- 1 pepino pelado y cortado en trozos
- 2 manzanas verdes peladas y cortadas en cuartos
- 1 limón pelado y cortado en cuartos

Una vez que tienes los ingredientes, los debes procesar en el extractor de jugos hasta obtener una bebida uniforme. Puedes consumir el jugo verde de inmediato o almacenarlo en tu refrigerador durante algunas horas para disfrutarlo más tarde.

Capítulo 3

Planificación de comidas,
Supermercado y Despensa

Planificación de comidas semanales y mensuales

Planificar las comidas con anticipación es una excelente manera de asegurarte de que estás consumiendo todos los nutrientes necesarios para una dieta equilibrada a base de plantas. A continuación, te presento algunos consejos para planificar tus comidas semanal o mensualmente.

○ *Elige un día para planificar:* Elige un día a la semana o al mes para sentarte y planificar tus comidas con tranquilidad. Éste puede ser un día en el que tengas tiempo libre, como un domingo.

○ *Haz una lista de tus comidas favoritas:* Haz una lista de tus comidas favoritas a base de plantas, ya sea de libros de cocina, blogs, redes sociales o de tu propia experiencia. Asegúrate de incluir comidas que sean fáciles de preparar en caso de que tengas un día agitado.

○ *Decide cuántas comidas necesitas planificar:* Decide cuántas comidas necesitas planificar para la semana o el mes. Si eres una persona ocupada y no tienes mucho tiempo para cocinar, es posible que desees planificar todas tus comidas, incluidos los refrigerios. Piensa en congelar fuentes de proteína, como las leguminosas, ya que el proceso de cocción suele ser tardado.

○ *Haz una lista de compras:* Una vez que hayas decidido qué comidas vas a preparar, haz una lista de compras para asegurarte de tener todos los ingredientes necesarios a mano.

○ *Asegúrate de incluir una variedad de alimentos:* Asegúrate de incluir una variedad de alimentos en tus comidas planificadas para garantizar que estás consumiendo todos los nutrientes necesarios. Incluye una variedad de verduras, frutas, granos enteros, legumbres, frutos secos y semillas.

○ *Cocina por adelantado:* Si tienes tiempo, cocina por adelantado algunas de tus comidas para la semana o el mes. Esto puede ahorrar tiempo y esfuerzo en días ocupados.

○ *Sé flexible:* Aunque es importante planificar con anticipación, también es importante ser flexible. Si tienes una cena con amigos o una reunión familiar, es posible que debas cambiar tu plan de comidas. En lugar de estresarte por ello, simplemente ajusta tus comidas planificadas en consecuencia.

Consejos para hacer la lista de la compra

Hacer una lista de compras para una alimentación basada en plantas puede parecer abrumador al principio, pero con algunos consejos y ejemplos, puede ser bastante sencillo. Aquí hay algunas sugerencias para ayudarte a hacer una lista de compras para tus necesidades de alimentación basada en plantas.

○ *Planifica tus comidas:* Antes de ir de compras, planifica tus comidas para la semana. Decide qué comidas harás y qué ingredientes necesitarás. Al tener una lista de ingredientes específicos, evitarás comprar alimentos que no necesitas.

◎ *Haz una lista de los elementos esenciales:* Crea una lista de los elementos esenciales que necesitas en tu despensa y que se usan con frecuencia en recetas a base de plantas. Mi recomendación es comprar lo suficiente para sólo surtirlo una o dos veces al mes. Algunos ejemplos son:

- Granos enteros como arroz integral, quinoa y avena.
- Legumbres como frijoles, lentejas y garbanzos.
- Frutas frescas y congeladas.
- Verduras frescas y congeladas.
- Frutos secos y semillas como nueces, almendras semillas de chía y semillas de girasol.
- Leche de almendras, soja u otras opciones de leche a base de plantas.
- Sustitutos de carne a base de plantas como tofu y tempeh.

◎ *Compra productos de temporada:* Los productos de temporada no sólo son más frescos y sabrosos, sino que también suelen ser más económicos. Además, las frutas y verduras de temporada a menudo son más nutritivas que las que se cultivan fuera de temporada.

◎ *Compra a granel:* Ésta puede ser una excelente manera de ahorrar dinero y reducir el desperdicio de alimentos. Puedes comprar legumbres, frutos secos, semillas, granos enteros y harinas a granel. Sólo asegúrate de almacenarlos correctamente para mantener su frescura.

◎ *Compra legumbres secas:* en lugar de comprar legumbres enlatadas, opta por las secas. Son más económicas y no contienen conservantes. Además, puedes remojarlas y cocinarlas tú mismo, lo que aumenta su biodisponibilidad nutricional.

○ *No compres alimentos procesados/refinados en exceso:* aunque los alimentos procesados pueden ser convenientes, es importante no depender demasiado de ellos. Trata de elegir alimentos enteros y frescos siempre que sea posible. Los alimentos procesados y refinados a menudo contienen altos niveles de azúcar, sal y grasas saturadas.

○ *Experimenta con alimentos nuevos:* trata de probar alimentos nuevos y diferentes. Puedes encontrar frutas y verduras exóticas en el supermercado que no has probado antes. También puedes probar diferentes variedades de legumbres, semillas y frutos secos para agregar variedad a tu dieta.

○ *Frutas y verduras congeladas:* Pueden ser una opción práctica y económica para aquellas personas que no tienen acceso a frutas y verduras frescas en su área o que prefieren la conveniencia de tener opciones precortadas y listas para usar. A menudo se cree que las frutas y verduras congeladas son menos nutritivas que las frescas, pero esto no es necesariamente cierto. De hecho, las frutas y verduras congeladas se procesan poco después de ser recolectadas, lo que significa que retienen la mayoría de sus nutrientes y vitaminas. Además, algunas frutas y verduras congeladas pueden contener más nutrientes que las frescas, especialmente si estas últimas han sido almacenadas durante un tiempo prolongado. Ten en cuenta que las frutas y verduras congeladas a menudo tienen un sabor y textura ligeramente diferentes a las frescas. Esto no debería disuadir a las personas de consumirlas, ya que siguen siendo una excelente opción. Asegúrate de leer las etiquetas y busca opciones que no contengan aditivos ni conservadores adicionales.

○ *Lee las etiquetas:* Asegúrate de leer las etiquetas de los alimentos antes de comprarlos. Busca ingredientes enteros y evita los alimentos que contienen conservadores, colorantes artificiales y otros aditivos.

Consejos para leer etiquetas en productos

Leer las etiquetas en los productos alimenticios es una habilidad esencial para entender lo que estamos comiendo y tomar decisiones saludables sobre nuestra alimentación, especialmente para aquellas personas que siguen una alimentación basada en plantas. Aquí dejo algunos consejos para leer una etiqueta nutricional:

○ *Revisa la lista de ingredientes:* Ésta nos indica todos los ingredientes que se encuentran en el producto. Es importante buscar alimentos con ingredientes mínimos y simples. Los ingredientes deben estar listados en orden de cantidad, por lo que los primeros son los que se encuentran en mayores cantidades. Si hay ingredientes poco saludables en los primeros lugares, es posible que desees reconsiderar la compra.

○ *Revisa la información nutricional:* La información nutricional indica la cantidad de calorías, grasas, carbohidratos, proteínas, fibra y otros nutrientes que se encuentran en el producto. Para una alimentación basada en plantas, busca productos con una alta cantidad de fibra y proteína, así como una baja cantidad de grasas saturadas y azúcares añadidos.

○ *Busca nutrientes importantes:* Si estás siguiendo una alimentación basada en plantas, debes buscar alimentos ricos en nutrientes importantes como proteínas, hierro, calcio, vitamina D, vitamina B12 y ácidos grasos omega-3.

○ *Evita ingredientes no saludables/no deseados:* Algunos ingredientes a evitar en una alimentación basada en plantas incluyen grasas saturadas, grasas trans, colesterol, sodio y azúcares añadidos. De igual manera, asegúrate de leer la lista de ingredientes para evitar productos que contengan ingredientes de origen animal, como la gelatina o la caseína.

○ *Ten en cuenta las porciones:* Asegúrate de revisar la información nutricional con relación a las porciones indicadas en el envase.

Muchas veces, los envases pueden contener más de una porción y esto puede afectar la cantidad de calorías y nutrientes que se están consumiendo. La información nutricional se basa en el tamaño de la porción, por lo que es importante saber cuántas porciones hay en un envase.

Enseguida te doy un ejemplo de etiqueta de producto y te explico cómo revisarla.

Supongamos que estamos revisando la etiqueta de un producto de tofu:

Lista de ingredientes:

- Agua, soja orgánica, nigari (cloruro de magnesio)
- Información nutricional:
- Porción: 85g
- Calorías: 70
- Grasas totales: 4.5g
- Grasas saturadas: 0.5g
- Grasas trans: 0g
- Colesterol: 0mg
- Sodio: 0mg
- Carbohidratos totales: 1g
- Fibra dietética: 1g
- Azúcares: 0g
- Proteína: 7g

En este ejemplo, los ingredientes son mínimos y simples, y la información nutricional indica que el producto es alto en proteína y fibra, y bajo en grasas saturadas, colesterol y sodio, lo que lo hace adecuado para una alimentación basada en plantas.

En resumen, leer una etiqueta nutricional es una habilidad importante para aquellos que siguen una alimentación de cualquier tipo.

Busca alimentos naturales y ricos en nutrientes y evita ingredientes no deseados y productos procesados con grasas y azúcares añadidos.

Consejos para comer fuera de casa

Cuando se sigue una alimentación basada en plantas, puede ser un poco desafiante comer fuera de casa. Sin embargo, con un poco de planificación y algunos trucos, es posible disfrutar de una comida deliciosa mientras se sigue comiendo de forma saludable. En este capítulo, se presentarán algunos consejos útiles para comer fuera de casa y mantener una alimentación basada en plantas.

○ *Investiga el restaurante antes de ir:* Antes de ir a un restaurante, es útil investigar el menú en línea. Así mismo, busca restaurantes locales que ofrezcan opciones vegetarianas o veganas en sus menús y haz una lista para tenerla a mano cuando salgas de casa. Muchos restaurantes tienen opciones vegetarianas o veganas, aunque no siempre están claramente marcadas.

○ *Pide que adapten el plato*: sé creativo. Muchos platos pueden ser adaptados para acomodar una alimentación basada en plantas. Por ejemplo, se puede pedir que se elimine el queso o que se sustituya la carne por tofu, tempeh o legumbres. A veces, incluso se puede pedir que se prepare un plato personalizado para adaptarse a las necesidades dietéticas. No dudes en preguntar al camarero o chef acerca de las opciones vegetarianas o veganas en el menú.

○ *Elige opciones simples:* Si el menú no ofrece opciones vegetarianas o veganas claras, elige platos simples como ensaladas o verduras a la parrilla que puedan ser fácilmente adaptados a tu dieta.

◎ *Evita los alimentos procesados:* Aunque es posible encontrar opciones vegetarianas o veganas en muchos restaurantes, a menudo están hechas con alimentos procesados y altos en grasas y calorías.

◎ *Pide los aderezos aparte:* Muchos aderezos contienen ingredientes no deseados, como aceites refinados y azúcares añadidos. Es mejor pedirlos aparte para tener control sobre la cantidad, y elegir opciones más saludables como vinagretas hechas con aceite de oliva y vinagre balsámico.

◎ *Elige agua o té sin azúcar:* Las bebidas azucaradas son altas en calorías y pueden contener ingredientes no deseados. En su lugar, opta por agua, té sin azúcar o café negro.

En resumen, la clave para comer fuera de casa mientras se sigue una alimentación basada en plantas es la planificación y la comunicación. Investiga opciones de restaurantes con antelación, haz preguntas y pide modificaciones, y elige opciones simples y creativas para asegurarte de que disfrutas de una comida satisfactoria y saludable.

Consejos para ahorrar dinero en la compra de alimentos

Para muchas personas, el cambio a una alimentación basada en plantas puede parecer más costoso que una dieta tradicional. Sin embargo, hay maneras de hacer que ésta sea asequible. Aquí te doy algunos consejos para ahorrar dinero al comprar alimentos basados en plantas:

- *Comprar a granel:* los alimentos como los granos enteros, las legumbres, los frutos secos y las semillas se pueden comprar a granel a precios más bajos que los productos envasados. Además, comprando a granel también se puede reducir el uso de envases de plástico.

- *Comprar productos de temporada:* los productos de temporada suelen ser más baratos y están en su mejor momento en cuanto a frescura y sabor.

- *Comprar productos congelados:* los productos congelados como frutas y verduras pueden ser una buena opción para ahorrar dinero y tener opciones saludables disponibles durante todo el año.

- *Prepara tus propias comidas:* preparar la comida en casa es una forma de ahorrar dinero y tener un mayor control sobre los ingredientes y la calidad de los alimentos.

- *Compra marcas genéricas:* Los productos de marcas genéricas suelen ser más económicos que los productos de marcas reconocidas. Además, la calidad puede ser igual o incluso mejor.

- *Planificar las comidas con anticipación:* planificar las comidas con anticipación ayuda a evitar la compra impulsiva de alimentos costosos o poco saludables.

○ *Cultiva tus propios alimentos:* Si tienes espacio en casa, puedes cultivar tus propios vegetales y hierbas en un huerto urbano o en macetas. Esto no sólo es más económico, sino que también te permitirá tener alimentos frescos y saludables a mano.

Siguiendo estos consejos, es posible ahorrar dinero mientras se mantiene una alimentación a base de plantas saludable y nutritiva.

Capítulo 4

Cocción y preparación de alimentos:
Biodisponibilidad

En este capítulo te hablaré sobre la *biodisponibilidad* de los nutrientes. Eso es la cantidad de nutrientes que pueden ser absorbidos y utilizados por nuestro cuerpo a partir de los alimentos que consumimos.

En una alimentación basada en plantas puede haber algunos desafíos para asegurar una adecuada biodisponibilidad de ciertos nutrientes. Afortunadamente, hay estrategias que puedes utilizar para aumentar la biodisponibilidad de los nutrientes y garantizar una alimentación saludable y equilibrada.

Algunas formas de preparar alimentos a base de plantas para aumentar la biodisponibilidad de los nutrientes:

Remojar legumbres y granos enteros

Remojar legumbres y granos enteros durante varias horas o toda la noche antes de cocinarlos puede reducir el tiempo de cocción y aumentar la biodisponibilidad de nutrientes como las proteínas, hierro y zinc. Te dejo algunos ejemplos:

- *Frijoles:* remojar en agua durante al menos 8 horas antes de cocinar.

- *Garbanzos:* remojar en agua durante al menos 8 horas antes de cocinar.

- *Lentejas:* no es necesario remojar, pero si se hace, reducirá el tiempo de cocción. Al menos 2 horas antes de cocinar.

○ *Arroz integral:* remojar en agua durante al menos 2 horas antes de cocinar.

○ *Quinoa:* enjuagar bien antes de cocinar para eliminar la saponina amarga, pero no es necesario remojar.

Es importante desechar el agua de remojo y enjuagar bien los granos o legumbres antes de cocinarlos.

Cocinar al vapor

Cocinar al vapor los alimentos en lugar de hervirlos puede ayudar a conservar los nutrientes, especialmente las vitaminas hidrosolubles que pueden perderse durante la cocción. Además, el vapor no diluye los nutrientes en el agua, lo que significa que los alimentos pueden retener más nutrientes. Algunos ejemplos de cocinar al vapor son:

○ *Verduras:* coliflor, brócoli, zanahorias, calabacín, espárragos, entre otros.

○ *Tofu:* se puede cortar en cubos y cocinar al vapor para agregar a ensaladas, arroz, fideos, etc.

Fermentación

La fermentación de ciertos alimentos, como el yogur, el tempeh y el kimchi, es otra manera de aumentar la biodisponibilidad de los nutrientes y mejorar la digestibilidad de las proteínas. La fermentación también puede aumentar la cantidad de probióticos en los alimentos, que son beneficiosos para la salud del sistema digestivo. Algunos ejemplos de alimentos fermentados incluyen:

- *Chucrut:* col fermentada con sal y especias.

- *Kimchi:* plato coreano de vegetales fermentados con ajo, jengibre y pimiento rojo.

- *Kéfir:* bebida fermentada de leche o agua endulzada con una variedad de bacterias y levaduras.

- *Miso:* pasta fermentada de soja y arroz que se utiliza para dar sabor a sopas y guisos.

- *Tempeh:* bloques fermentados de soja que se utilizan como sustituto de la carne en platos vegetarianos.

Ten en cuenta que no todas las formas de fermentación son saludables o seguras para el consumo humano; sigue las pautas adecuadas de preparación y almacenamiento de alimentos fermentados.

Trituración y molido

Triturar o moler ciertos alimentos, como semillas de linaza y nueces, puede aumentar la biodisponibilidad de los nutrientes, especialmente los ácidos grasos omega-3 y minerales como el calcio. Algunos ejemplos son:

○ *Linaza molida:* Es una semilla rica en ácidos grasos omega-3, fibra y otros nutrientes importantes para una alimentación saludable basada en plantas. Moler las semillas de linaza es una buena manera de aumentar su biodisponibilidad y aprovechar al máximo sus nutrientes.

○ *Harina de avena:* Puedes moler la avena en un molinillo de café o en una licuadora para obtener una harina fina que sirve en la elaboración de panes, galletas, panqueques y otros productos horneados.

○ *Leche de almendras:* Tritura las almendras con agua en una licuadora y luego cuela la mezcla para obtener una leche suave y cremosa que podrás utilizar como alternativa a la leche de vaca.

○ *Hummus:* Puedes triturar los garbanzos cocidos con tahini, ajo, jugo de limón y aceite de oliva para obtener una pasta cremosa, útil como dip para verduras o como aderezo para ensaladas.

En general, la trituración y el molido son formas efectivas de aumentar la biodisponibilidad de los nutrientes en los alimentos a base de plantas, ya que rompen las paredes celulares y hacen que los nutrientes sean más accesibles para el cuerpo.

Recuerda, la forma en que se preparan los alimentos puede afectar la biodisponibilidad de los nutrientes; asegúrate de que tu dieta sea variada y equilibrada para obtener una amplia gama de nutrientes.

Capítulo 5

Deficiencias nutricionales más comunes y consejos para prevenirlas

Existen errores comunes que se pueden cometer al seguir una alimentación basada en plantas y que llegan a afectar negativamente la salud y el bienestar. A continuación, se presentan algunos de los errores más comunes en una alimentación basada en plantas, junto con ejemplos y consejos para evitarlos:

○ *No consumir suficiente proteína:* Aunque las proteínas se encuentran en muchos alimentos vegetales, es posible que algunas personas no consuman suficiente proteína en su dieta. Por ejemplo, los atletas que requieren una mayor cantidad de proteínas para la construcción muscular o las personas que siguen una dieta vegana estricta pueden correr el riesgo de no obtener suficiente.

○ *No obtener suficiente hierro:* El hierro es esencial para la formación de glóbulos rojos y la función del sistema inmunológico. Es importante asegurarse de que la dieta contenga suficiente hierro para prevenir la deficiencia de hierro y la anemia.

○ *No consumir suficientes grasas saludables:* Las grasas son esenciales para una buena salud y se encuentran en alimentos vegetales como aguacates, nueces, semillas y aceites de oliva y coco. Sin embargo, algunas personas pueden evitar estas fuentes de grasas saludables y correr el riesgo de no consumir suficientes grasas en su dieta.

○ *No comer suficientes frutas y verduras:* Las frutas y verduras son una fuente importante de nutrientes, vitaminas, minerales y fibra. Aunque es recomendable consumir al menos cinco porciones de frutas y verduras al día, algunas personas pueden no comer suficiente cantidad, lo que puede aumentar el riesgo de deficiencias nutricionales y enfermedades crónicas.

○ *Consumir demasiados procesados:* Los alimentos procesados a menudo contienen grandes cantidades de sal, azúcar, aditivos y conservantes, lo que puede aumentar el riesgo de enfermedades crónicas como la obesidad, la diabetes y la hipertensión. Es importante limitar la cantidad de alimentos procesados en la dieta y optar por opciones más naturales y frescas.

○ *No prestar atención a las necesidades individuales:* Cada persona tiene necesidades nutricionales únicas y se debe ajustar la dieta en consecuencia. Por ejemplo, las personas con alergias o intolerancias alimentarias pueden necesitar evitar ciertos alimentos, mientras que las mujeres embarazadas pueden requerir una mayor ingesta de ciertos nutrientes.

Deficiencias nutricionales más comunes

Aunque una alimentación basada en plantas puede proporcionar todos los nutrientes esenciales para una buena salud, es posible que algunos nutrientes no se obtengan en cantidades adecuadas. A continuación, las deficiencias más comunes en aquellas personas que sigues este tipo de alimentación. Cabe recalcar la importancia de prestar atención a este apartado con el fin de prevenir dichas deficiencias y asegurar una alimentación variada y equilibrada.

Vitamina B12

La vitamina B12 es esencial para la producción de glóbulos rojos y el funcionamiento del sistema nervioso. Es producida por ciertas bacterias y microorganismos que se encuentran en la tierra y en el tracto gastrointestinal de animales herbívoros que las consumen. La vitamina B12 también puede ser producida sintéticamente a través de procesos industriales utilizando microorganismos que han sido modificados genéticamente para producir la vitamina en grandes cantidades. Esta forma de vitamina B12 se utiliza a menudo en suplementos alimenticios y alimentos fortificados. Es importante que las personas que siguen una alimentación basada en plantas consideren suplementos de vitamina B12 o alimentos fortificados con esta vitamina, como leches vegetales o cereales fortificados.

Opciones para obtener suficiente vitamina B12.

○ *Levadura nutricional:* En particular, la levadura nutricional es conocida por ser una de las pocas fuentes de vitamina B12 en una alimentación vegana o vegetariana. Además de la vitamina B12, la levadura nutricional también es rica en otras vitaminas del complejo B, como la tiamina, la riboflavina, la niacina, la vitamina B6 y el ácido fólico.

○ *Suplementos de B12:* La forma más segura y confiable de obtener suficiente vitamina B12 es a través de suplementos. Se recomienda una dosis diaria de 250-500 mcg de vitamina B12 en forma de *metilcobalamina* o *cianocobalamina*.

○ *Alimentos fortificados con B12:* Algunas marcas de leches vegetales, cereales y productos de soja están fortificados con B12. Es importante leer las etiquetas de los productos para asegurarse de que contienen B12.

○ *Algas y hongos:* Algunas algas y hongos contienen formas activas de B12, como el nori y el shiitake. Sin embargo, la cantidad y la calidad de la B12 en estos alimentos varía y no se consideran fuentes confiables.

○ *Alimentos fermentados:* Algunos alimentos fermentados, como el tempeh y el chucrut, pueden contener pequeñas cantidades de B12 producidas por bacterias. Sin embargo, la cantidad de B12 varía y no se consideran fuentes confiables.

Hierro

El hierro es importante para la formación de glóbulos rojos y que es esencial para la producción de hemoglobina, una proteína en los glóbulos rojos que transporta oxígeno a todo el cuerpo. Sin embargo, el hierro en los alimentos vegetales es menos biodisponible que el hierro de origen animal, lo que significa que no se absorbe tan fácilmente en el cuerpo.

Las fuentes de hierro vegetal incluyen legumbres, espinacas, brócoli, quinoa y semillas de sésamo. Para mejorar la absorción del hierro, se puede combinar con alimentos ricos en vitamina C, como los cítricos, tomates y pimientos, ya que dicha vitamina aumenta la absorción de hierro.

A continuación, te presento algunos alimentos ricos en hierro que se pueden incluir en una alimentación basada en plantas:

○ *Legumbres:* Los frijoles, las lentejas y los garbanzos son ricos en hierro. Por ejemplo, una taza de frijoles cocidos contiene alrededor de 3,6 mg de hierro.

○ *Verduras de hojas verdes:* Las verduras de hojas verdes como la espinaca, la acelga y la col rizada son buenas fuentes de hierro. Por ejemplo, una taza de espinacas cocidas contiene alrededor de 6,4 mg de hierro.

○ *Frutos secos y semillas:* Las almendras, las semillas de sésamo y las semillas de calabaza son buenas fuentes de hierro. Por ejemplo, una onza de almendras contiene alrededor de 1 mg de hierro.

○ *Cereales fortificados:* Los cereales fortificados con hierro pueden ser una buena fuente de este mineral. Por ejemplo, una taza de cereal fortificado con hierro puede contener alrededor de 18 mg de hierro.

Ten en cuenta que el cuerpo absorbe mejor el hierro de origen animal que el de origen vegetal. Sin embargo, puedes tomar medidas para aumentar la absorción de hierro en una alimentación basada en plantas, como:

○ *Consumir alimentos ricos en vitamina C:* La vitamina C ayuda al cuerpo a absorber el hierro. Se pueden incluir alimentos ricos en vitamina C como los cítricos, los frutos rojos y las verduras de hojas verdes en las comidas.

○ *Evitar el consumo de té y café con las comidas*: El té y el café contienen *taninos* que pueden inhibir la absorción de hierro. Es mejor evitar consumir estas bebidas con las comidas.

○ *Remojar y cocinar los alimentos adecuadamente*: Remojar y cocinar los alimentos puede aumentar la disponibilidad de hierro. Por ejemplo, remojar las legumbres antes de cocinarlas y cocinar los alimentos en recipientes de hierro fundido puede aumentar la cantidad de hierro que se absorbe.

Calcio

El calcio es esencial para la salud de los huesos y dientes. Aunque la leche y los productos lácteos son ricos en calcio, existen alternativas vegetales, como los vegetales de hojas verdes, el tofu, las almendras y las semillas de chía. También es importante asegurarse de obtener suficiente vitamina D para ayudar en la absorción del calcio. Aquí dejo algunas opciones de alimentos vegetales ricos en calcio:

○ *Verduras de hojas verdes*: las verduras como la col rizada, la espinaca, la acelga y el brócoli son ricas en calcio. Por ejemplo, una taza de col rizada cocida contiene aproximadamente 180 mg de calcio.

○ *Legumbres*: los garbanzos, las lentejas, los frijoles y los guisantes son buenas fuentes de calcio. Una taza de garbanzos cocidos contiene alrededor de 80 mg de calcio.

○ *Frutas secas:* las almendras, los higos secos y las pasas son ricas en calcio. Una porción de 1/4 taza de almendras contiene aproximadamente 95 mg de calcio.

○ *Tofu fortificado*: el tofu es una buena fuente de proteína vegetal y si está fortificado con calcio, puede ser una buena fuente de este mineral. Una porción de 1/2 taza de tofu puede contener hasta 400 mg de calcio.

○ *Leche vegetal fortificada*: la mayoría de las leches vegetales en el mercado están fortificadas con calcio y pueden contener hasta 300 mg de calcio por taza.

Recuerda que la absorción de calcio puede verse afectada por otros nutrientes en la dieta, como la vitamina D y el magnesio. Por lo tanto, es recomendable consumir una variedad de alimentos vegetales ricos en calcio y asegurarse de obtener suficiente vitamina D y magnesio en la dieta.

Omega-3

Los ácidos grasos omega-3 son esenciales para la salud del cerebro y del corazón. Puedes obtenerlos a través de semillas de chía, semillas de lino, nueces y algas. Se recomienda consumir regularmente alimentos ricos en omega-3 para asegurar una ingesta adecuada.

A continuación, se presentan algunas fuentes vegetales de omega-3:

○ *Semillas de chía*: Las semillas de chía son ricas en ácido *alfa-linolénico* (ALA), que es un tipo de omega-3. Una cucharada de semillas de chía proporciona aproximadamente 2,5 gramos de ALA.

○ *Semillas de linaza*: También son una excelente fuente de ALA. Una cucharada de semillas de linaza molidas proporciona aproximadamente 1,6 gramos de ALA.

○ *Nueces*: Las nueces son una buena fuente de ALA, con aproximadamente 2,5 gramos de este nutriente por cada 28 g de nueces.

○ *Vegetales de hoja verde*: Las verduras de hoja verde, como la espinaca, la col rizada y la lechuga romana, contienen pequeñas cantidades de ALA.

El cuerpo humano no siempre convierte eficientemente el ALA en las formas de omega-3 que se encuentran en los aceites de pescado y mariscos, como el ácido *eicosapentaenoico* (EPA) y el ácido *docosahexaenoico* (DHA). Algunas personas pueden beneficiarse de tomar suplementos de algas marinas, que son una fuente rica en EPA y DHA, o suplementos de aceite de algas, que contienen estos ácidos grasos esenciales en forma concentrada y pueden ser adecuados para personas que siguen una alimentación basada en plantas.

Proteína

La proteína es importante para el crecimiento y reparación del tejido muscular y celular. Las fuentes de proteína vegetal incluyen legumbres, quinoa, nueces, semillas y tofu. Asegúrate de consumir suficiente proteína en cada comida para mantener el equilibrio de aminoácidos esenciales en el cuerpo. Una solución es integrar a tu dieta una variedad de fuentes de proteínas vegetales y complementarlos, adecuadamente, para obtener los aminoácidos necesarios.

Zinc

El zinc es importante para la salud del sistema inmunológico y la cicatrización de heridas. Se obtiene a través de legumbres, nueces, semillas, tofu y cereales integrales. Aunque las dietas basadas en plantas pueden proporcionar una cantidad adecuada de zinc, es esencial tener en mente que algunos alimentos vegetales pueden limitar su absorción. A continuación, te presento algunas fuentes de zinc para incluir en una alimentación basada en plantas:

- *Legumbres*: Las legumbres como los garbanzos, las lentejas y los frijoles son una excelente fuente de zinc. Una taza de frijoles cocidos puede proporcionar hasta el 20% del valor diario recomendado.

- *Semillas*: Las semillas de calabaza, de girasol y de sésamo son ricas en zinc. Una onza de semillas de calabaza puede proporcionar hasta el 20% del valor diario recomendado.

- *Frutos secos*: Los frutos secos como las nueces y las almendras también son una buena fuente de zinc. Una onza de nueces puede proporcionar hasta el 25% del valor diario recomendado.

○ *Cereales integrales*: Los cereales integrales como el trigo sarraceno y la avena contienen una cantidad significativa de zinc. Una taza de avena cocida puede proporcionar hasta el 15% del valor diario recomendado.

○ *Vegetales de hoja verde*: Los vegetales de hoja verde oscuro como la espinaca y la col rizada contienen una cantidad moderada de zinc. Una taza de espinaca cocida puede proporcionar hasta el 5% del valor diario recomendado.

Es relevante considerar que algunos alimentos vegetales pueden contener fitatos, que pueden limitar la absorción de zinc en el cuerpo. Remojar, fermentar o cocinar los alimentos que contienen fitatos puede ayudarte a reducir su contenido y mejorar la absorción de zinc. Además, se recomienda consumir alimentos ricos en vitamina C, como cítricos, pimientos y brócoli, junto con alimentos ricos en zinc para mejorar la absorción de este mineral en el cuerpo.

Magnesio

Éste es un mineral esencial que desempeña un papel importante en la salud ósea, la función muscular y nerviosa, el metabolismo energético y la regulación de la presión arterial. Aunque la mayoría de las personas pueden obtener suficiente magnesio a través de una alimentación variada y equilibrada, quienes llevamos una alimentación basada en plantas, necesitamos prestar especial atención a su ingesta, ya que algunos alimentos vegetales pueden contener menos magnesio que sus equivalentes animales.

A continuación, te presento algunas formas de obtener magnesio en una alimentación basada en plantas:

- *Legumbres:* Las legumbres, como los frijoles, los guisantes y las lentejas, son ricas en magnesio. Una taza de frijoles negros cocidos contiene alrededor de 120 mg de magnesio, lo que representa alrededor del 30% de la ingesta diaria recomendada.

- *Nueces y semillas:* Las nueces y semillas, como las almendras, las nueces y las semillas de calabaza, son buenas fuentes de magnesio. Una onza de almendras contiene alrededor de 80 mg de magnesio.

- *Vegetales de hojas verdes:* Las verduras de hojas verdes, como la espinaca, la col rizada y la acelga, son ricas en magnesio. Una taza de espinacas crudas contiene alrededor de 24 mg de magnesio.

- *Frutas:* Algunas frutas, como los plátanos, los aguacates y los higos secos, son buenas fuentes de magnesio. Un plátano grande contiene alrededor de 37 mg de magnesio.

- *Cereales integrales:* Los cereales integrales, como el arroz integral y la quinoa, son ricos en magnesio. Una taza de arroz integral cocido contiene alrededor de 84 mg de magnesio.

Además de incluir alimentos ricos en magnesio en la alimentación diaria, también puedes considerar el uso de suplementos de magnesio para aumentar la ingesta. Considera hablar con un profesional de la salud antes de tomar cualquier suplemento, para determinar si es necesario, y la cantidad adecuada.

En resumen, las deficiencias nutricionales son posibles en una alimentación basada en plantas, pero se pueden prevenir a través de una cuidadosa planificación y selección de alimentos. Asegúrate de consumir una variedad de alimentos nutritivos y considera la suplementación en caso de deficiencias.

Levadura Nutricional

En particular, la levadura nutricional es conocida por ser una de las pocas fuentes de vitamina B12 en una alimentación vegana o vegetariana. La vitamina B12 es esencial para la salud del sistema nervioso y la producción de glóbulos rojos.

Además de la vitamina B12, la levadura nutricional también es rica en otras vitaminas del complejo B, como la *tiamina*, la *riboflavina*, la *niacina*, la vitamina B6 y el ácido fólico. Para obtener suficiente vitamina B12 a través de la levadura nutricional, es importante buscar marcas que estén fortificadas con ésta. La mayoría de las levaduras nutricionales que se encuentran en el mercado son fortificadas, pero siempre es recomendable leer las etiquetas de los productos para asegurarse de que estén fortificados con B12.

La levadura nutricional se puede usar de diversas formas en la cocina. Por ejemplo, espolvoreada sobre palomitas de maíz, ensaladas o verduras al vapor, o agregada a sopas, guisos y salsas. También es útil para hacer queso vegano, cremas y salsas para pasta.

Aunque la levadura nutricional es una excelente fuente de vitamina B12, no debe ser la única fuente de este nutriente en una alimentación basada en plantas. Otras opciones incluyen suplementos de vitamina B12 y alimentos fortificados con esta vitamina, como bebidas vegetales y cereales.

Es imprescindible tener en mente hablar con un profesional de la salud para determinar las necesidades nutricionales individuales y la mejor manera de obtener suficiente vitamina B12.

La levadura nutricional es un ingrediente versátil en la cocina que puedes usar para hacer salsas, aderezos, mezclas de especias, queso vegano y otros platillos. La cantidad recomendada al día puede variar según la fuente consultada y la necesidad individual. Sin embargo, en general se considera que una porción diaria de 1-2 cucharadas (10-20 g) es suficiente para obtener sus beneficios nutricionales sin exceder el aporte diario recomendado de ciertos nutrientes.

En resumen, la levadura nutricional es una excelente fuente de vitaminas B y minerales como hierro, zinc y selenio. También es una de las pocas fuentes de vitamina B12 en una alimentación basada en plantas. Incorporarla en tu dieta será una manera fácil y deliciosa de aumentar la ingesta de nutrientes importantes.

Capítulo 6

Recetas y menús

Comidas / Cenas

Ensalada de quinoa con aguacate y tomates cherry

Ingredientes:

- 1 taza de quinoa cocida
- 1 aguacate maduro
- 1 taza de tomates cherry
- ½ taza de cebolla roja picada
- 2 cucharadas de aceite de oliva
- 2 cucharadas de jugo de limón
- ½ cucharadita de sal
- ¼ cucharadita de pimienta negra

Instrucciones:

1. En un tazón grande, mezcla la quinoa cocida, el aguacate pelado y picado, los tomates cherry cortados por la mitad y la cebolla roja picada.
2. En otro tazón, mezcla el aceite de oliva, el jugo de limón, la sal y la pimienta negra para hacer el aderezo.
3. Agrega el aderezo a la ensalada y mezcla bien.
4. Sirve y disfruta.

Hamburguesas veganas de frijol negro

Ingredientes:

- 2 tazas de frijoles negros cocidos
- 1 cebolla picada
- 2 dientes de ajo picados
- 1 taza de pan rallado
- 1 cucharadita de comino molido
- 1 cucharadita de chile en polvo
- Sal y pimienta negra al gusto
- Aceite para cocinar

Instrucciones:

1. Precalienta el horno a 200 °C.
2. En un tazón grande, machaca los frijoles negros con un tenedor.
3. Agrega la cebolla picada, el ajo picado, el pan rallado, el comino, el chile en polvo, la sal y la pimienta negra al gusto. Mezcla bien.
4. Divide la mezcla en 4 partes iguales y forma hamburguesas con las manos.
5. Calienta un poco de aceite en una sartén y cocina las hamburguesas hasta que estén doradas en ambos lados.
6. Transfiere las hamburguesas a una bandeja para hornear y hornea durante 15 minutos.
7. Sirve en un pan de hamburguesa con lechuga, tomate y otros condimentos a tu gusto.

Ensalada de quinoa y frijoles negros

Ingredientes:

- 1 taza de quinoa cocida
- 1 lata de frijoles negros
- 1 pimiento rojo, picado
- 1/2 cebolla roja, picada
- 1 pepino, picado
- 1 aguacate, picado
- Jugo de 1 limón
- 2 cucharadas de aceite de oliva
- Sal y pimienta al gusto

Instrucciones:

1. En un tazón grande, mezcla la quinoa cocida, los frijoles negros, el pimiento, la cebolla, el pepino y el aguacate.
2. En un tazón pequeño, mezcla el jugo de limón, el aceite de oliva, la sal y la pimienta.
3. Vierte el aderezo sobre la ensalada y mezcla bien.
4. Sirve frío.

Hamburguesas de garbanzos y espinacas

Ingredientes:

- 1 lata de garbanzos, escurridos y enjuagados
- 1 taza de espinacas frescas, picadas
- 1/2 taza de avena en hojuelas
- 1/4 taza de cebolla picada
- 1 diente de ajo picado
- 1 cucharadita de comino molido
- 1 cucharadita de pimentón ahumado
- Sal y pimienta al gusto
- Pan integral y acompañamientos al gusto

Instrucciones:

1. En un procesador de alimentos, mezcla los garbanzos, la espinaca, la avena, la cebolla, el ajo, el comino, el pimentón, la sal y la pimienta.
2. Procesa hasta obtener una mezcla uniforme. Forma 4-6 hamburguesas con la mezcla y colócalas en una sartén precalentada con un poco de aceite de oliva.
3. Cocina las hamburguesas a fuego medio-alto durante 5-7 minutos por cada lado, hasta que estén doradas y crujientes por fuera.
4. Sirve las hamburguesas con pan integral y tus acompañamientos favoritos.

Pasta a la boloñesa de lentejas

Ingredientes:

- 2 tazas de lentejas cocidas
- 1 cebolla picada
- 2 dientes de ajo picados
- 1 zanahoria picada
- 1 rama de apio picado
- 1 taza de salsa de tomate
- 2 cucharadas de aceite de oliva
- Sal y pimienta al gusto
- Pasta de tu preferencia

Instrucciones:

1. Cocina la pasta de acuerdo con las instrucciones del paquete y reserva.
2. En una sartén grande, calienta el aceite de oliva a fuego medio y agrega la cebolla, el ajo, la zanahoria y el apio.
3. Sofríe durante 5-7 minutos hasta que las verduras estén tiernas.
4. Agrega las lentejas cocidas y la salsa de tomate a la sartén y mezcla todo. Deja cocinar a fuego medio durante 10-15 minutos, hasta que la salsa se espese y las lentejas estén bien calientes.
5. Sirve la salsa sobre la pasta y espolvorea un poco de sal y pimienta al gusto.

6. ¡Listo! Ya tienes una deliciosa pasta a la boloñesa de lentejas en una alimentación basada en plantas.

Puedes agregar otras verduras como champiñones o pimientos para darle aún más sabor y nutrientes.

Sándwich de "atún" vegano de garbanzos

Ingredientes:

- 1 lata de garbanzos cocidos (400g)
- 1-2 hojas de alga nori
- 1/4 de taza de mayonesa vegana
- 2 cucharadas de cebolla picada
- 2 cucharadas de pepinillos picados
- 2 cucharadas de alcaparras picadas
- 1 cucharada de mostaza Dijon
- 1 cucharada de jugo de limón
- Sal y pimienta al gusto
- Pan de centeno para sándwich
- Queso vegano al gusto
- Hojas de lechuga y tomate para acompañar

Instrucciones:

1. Enjuaga y escurre los garbanzos cocidos y ponlos en un recipiente grande. Tritura los garbanzos junto con las hojas de alga nori en un procesador de alimentos hasta que estén ligeramente desmenuzados.

2. Añade la mayonesa vegana, la cebolla picada, los pepinillos, las alcaparras, la mostaza Dijon, el jugo de limón, la sal y la pimienta. Mezcla bien hasta que todos los ingredientes estén incorporados.

3. Tuesta el pan y pon una capa generosa de la mezcla de "atún" de garbanzos sobre una de las rebanadas de pan y agrega queso en la otra tapa.

4. Agrega unas hojas de lechuga y rodajas de tomate sobre la mezcla de "atún" y cubre con la otra rebanada de pan tostado.

5. Corta el sándwich en mitades o cuartos y sirve.

6. ¡Disfruta tu sándwich de "atún" vegano de garbanzos!

Curry de lentejas

Ingredientes:

- 1 taza de lentejas cocidas
- 1 cebolla picada
- 2 dientes de ajo picados
- 1 cucharada de jengibre rallado
- 1 pimiento rojo picado
- 1 pimiento verde picado
- 2 cucharadas de aceite de coco
- 1 cucharada de comino molido
- 1 cucharada de cilantro molido
- 1 cucharadita de cúrcuma en polvo
- 1/2 cucharadita de canela en polvo
- 1/4 cucharadita de clavo molido
- 1 lata de tomates picados
- 1 taza de caldo de verduras
- Sal y pimienta negra al gusto
- Jugo de limón fresco y hojas de cilantro para decorar

Instrucciones:

1. En una olla grande, calienta el aceite de coco a fuego medio.

2. Agrega la cebolla y saltea hasta que esté transparente, aproximadamente 5 minutos.

3. Agrega el ajo, el jengibre, el pimiento rojo y el pimiento verde. Continúa salteando durante otros 5 minutos.

4. Agrega las especias: comino molido, cilantro molido, cúrcuma en polvo, canela en polvo y clavo molido. Mezcla bien y saltea durante 1-2 minutos para que las especias liberen su aroma.

5. Agrega los tomates picados y el caldo de verduras. Lleva a ebullición, reduce el fuego y deja cocinar a fuego lento durante 10-15 minutos.

6. Agrega las lentejas cocidas y mezcla bien. Continúa cocinando durante otros 10-15 minutos o hasta que la salsa se espese y las lentejas estén suaves.

7. Prueba y ajusta la sazón con sal y pimienta negra al gusto.

8. Sirve caliente con arroz integral, naan o pan pita y decora con jugo de limón fresco y hojas de cilantro. Disfruta tu delicioso curry de lentejas vegano.

Desayunos

Bowls de avena, semillas, nueces y frutas: Bowl de avena con semillas de chía y frutas

Ingredientes:

- 1/4 taza de avena en hojuelas
- ½ taza de amaranto
- 2 tazas de leche vegetal (como leche de almendra, soja o avena)
- 1 cucharada de semillas de chía
- 1 cucharada de miel o sirope de agave
- 1/2 taza de frutas picadas (como plátanos, fresas o arándanos)
- 1 cucharada de nueces (o almendras) picadas

Preparación:

1. En una olla mediana, mezclar la avena, la leche vegetal y las semillas de chía. Calentar a fuego medio-alto hasta que la mezcla comience a hervir, luego reducir el fuego a medio-bajo y cocinar por unos 5-7 minutos, o hasta que la avena esté suave y cremosa.
2. Agregar la miel o sirope de agave y mezclar bien.
3. Dividir la mezcla de avena en dos bowls y decorar con frutas y nueces picadas.

Bowl de avena con semillas de girasol y miel

Ingredientes:

- 1/4 taza de avena en hojuelas
- ½ taza de amaranto
- 2 tazas de leche vegetal (como leche de almendra, soja o avena)
- 1 cucharada de semillas de girasol
- 1 cucharada de miel o sirope de arce
- 1/2 taza de frutas picadas (como manzanas o peras)
- 1 cucharada de nueces picadas (como nueces o pacanas)

Preparación:

1. En una olla mediana, mezclar la avena, la leche vegetal y las semillas de girasol. Calentar a fuego medio-alto hasta que la mezcla comience a hervir, luego reducir el fuego a medio-bajo y cocinar por unos 5-7 minutos, o hasta que la avena esté suave y cremosa.
2. Agregar la miel o sirope de arce y mezclar bien.
3. Dividir la mezcla de avena en dos bowls y decorar con frutas y nueces picadas.

Bowl de avena y yogur con granola y frutas

Ingredientes:

- 1/4 taza de avena
- ½ taza de amaranto
- 1/2 taza de yogur vegetal (soja, coco, etc.)
- 1/2 taza de leche vegetal (almendra, avena, coco, etc.)
- 1/4 taza de granola
- 1/2 plátano en rodajas
- 1/2 taza de fresas en rodajas
- 1 cucharada de semillas de calabaza

Preparación:

1. Mezcla la avena, el yogur vegetal y la leche vegetal en un tazón.
2. Cubre con papel film y refrigera durante toda la noche.
3. Por la mañana, agrega la granola, el plátano en rodajas, las fresas en rodajas y las semillas de calabaza.

Bowl de avena y cacao con plátano
y mantequilla de almendras

Ingredientes:

- 1/4 taza de avena
- ½ taza de amaranto
- 1 cucharada de cacao en polvo
- 1 taza de leche vegetal (almendra, avena, coco, etc.)
- 1/2 plátano en rodajas
- 1 cucharada de mantequilla de almendras
- 1 cucharadita de miel o sirope de agave (opcional)

Preparación:

1. Mezcla la avena, el cacao en polvo y la leche vegetal en un tazón.
2. Cubre y refrigera durante toda la noche.
3. Por la mañana, agrega el plátano en rodajas y la mantequilla de almendras. Si deseas, puedes agregar un poco de miel o sirope de agave para endulzar.

Smoothie de frutos rojos

Ingredientes:

- 1 plátano maduro
- 1 taza de frutos rojos congelados (fresas, moras, frambuesas, etc.)
- 1 taza de leche vegetal (soja, almendra, avena, etc.)
- 1 cucharada de semillas de chía

Preparación:

Mezcla todos los ingredientes en una licuadora hasta que queden bien integrados. Si el smoothie está muy espeso, puedes añadir un poco más de leche vegetal.

Smoothie verde

Ingredientes:

- 1 plátano maduro
- 1 taza de espinacas frescas
- 1 taza de piña congelada
- 1 taza de leche vegetal (soja, almendra, avena, etc.)
- 1 cucharada de jengibre fresco rallado

Preparación:

Mezcla todos los ingredientes en una licuadora hasta que queden bien integrados. Si el smoothie está muy espeso, puedes añadir un poco más de leche vegetal.

Smoothie de mango y coco

Ingredientes:

- 1 mango maduro
- 1 taza de leche de coco
- 1 taza de hielo
- 1 cucharada de miel o sirope de agave (opcional)

Preparación:

Mezcla todos los ingredientes en una licuadora hasta que queden bien integrados. Si el smoothie está muy espeso, puedes añadir un poco más de leche de coco o agua.

Smoothie de plátano y cacahuete

Ingredientes:

- 2 plátanos maduros
- 1 taza de leche de almendras (o cualquier otra leche vegetal)
- 1 cucharadas de mantequilla de cacahuete
- 1 cucharada de miel o sirope de agave (opcional)

Preparación:

Mezcla todos los ingredientes en una licuadora hasta que queden bien integrados. Si el smoothie está muy espeso, puedes añadir un poco más de leche de cacahuete o agua.

Smoothie de fresa y kiwi

Ingredientes:

- 1 plátano maduro
- 1 taza de fresas frescas
- 2 kiwis pelados
- 1 taza de leche vegetal (soja, almendra, avena, etc.)
- 1 cucharada de semillas de lino

Preparación:

Mezcla todos los ingredientes en una licuadora hasta que queden bien integrados. Si el smoothie está muy espeso, puedes añadir un poco más de leche vegetal.

Ejemplo 1

Desayuno

- Tazón de avena con leche de almendras, frutas frescas y semillas de chía.
- Smoothie verde de espinacas, plátano, piña y agua de coco.

Almuerzo

- Ensalada de quinoa con verduras, aguacate y ralladura de limón y aceite de oliva.
- Pan integral tostado con hummus casero y rodajas de tomate.

Cena

- Curry de lentejas con arroz integral y verduras al vapor.
- Té de hierbas.

Ejemplo 2

Desayuno

- Smoothie de fresas, plátano, espinacas y leche de soja.
- Pan integral con aguacate, tomate y germinados.

Almuerzo

- Tacos veganos con guacamole, frijoles negros, tofu y pico de gallo.
- Ensalada de col morada con aderezo de limón y tahini.

Cena

- Sopa de verduras con fideos integrales y tofu.
- Fruta fresca de postre.

Ejemplo 3

Desayuno

- Tazón de yogur de soja con granola, frutos rojos frescas y linaza.
- Zumo de naranja natural.

Almuerzo

- Sandwich de hummus con aguacate, espinacas y tomate en pan integral.
- Ensalada de garbanzos con pimiento, cebolla, pepino y aderezo de mostaza y miel.

Cena

- Salteado de tofu con brócoli, zanahoria, champiñones y arroz integral.
- Fruta fresca de postre.

Ejemplo 4

Desayuno

■ Tazón de avena con leche de almendras, plátano en rodajas y nueces picadas.
■ Media mañana: Smoothie de frutas y espinacas.

Comida

■ Ensalada de quinoa con tomates cherry, aguacate, espinacas y aderezo de limón y aceite de oliva.

Merienda

■ Manzana en rodajas y con pan con crema de almendras

Cena

■ Curry de lentejas con arroz integral y brócoli al vapor.

Ejemplo 5

Desayuno

- Tostada de aguacate con tomates cherry y semillas de chía.
- Media mañana: Smoothie de plátano con leche de coco.

Comida

- Tacos de frijoles negros con aguacate, tomate, cebolla y cilantro.

Merienda

- Smoothie de frutos rojos con proteína en polvo vegana.

Cena

- Guisado de garbanzos con papas y espinacas.

Ejemplo 6

Desayuno

- Tazón de yogur de soja con granola y frutas frescas
- Media mañana: jugo verde con manzana y zanahoria

Comida

- Ensalada de lentejas con tomate, cebolla roja, pimiento y aderezo de vinagreta balsámica.

Merienda

- Galletas de avena con crema de almendras.

Cena

- Fideos de arroz salteados con verduras en wok y salsa de soja.

Reflexiones finales

Cambiar a una alimentación basada en plantas puede parecer abrumador al principio, pero no tiene por qué serlo. Comienza por hacer pequeños cambios, como incorporar más verduras y frutas en tus comidas y reducir gradualmente el consumo de alimentos procesados y de origen animal.

La alimentación basada en plantas no es una dieta restrictiva, sino más bien una oportunidad para descubrir nuevos sabores y opciones alimentarias.

Al no depender de la carne y los lácteos, tienes la libertad de explorar una amplia variedad de alimentos y preparaciones, desde ensaladas coloridas y curries exóticos hasta *smoothies* verdes y postres veganos. También puedes explorar nuevas recetas y experimentar con ingredientes y sabores que quizás nunca hayas probado.

Recuerda que la alimentación basada en plantas no tiene que ser perfecta. Si bien es importante seguir una dieta equilibrada y nutritiva, también es fundamental escuchar a tu cuerpo y necesidades individuales.

Si te sientes abrumado o desmotivado, busca apoyo en amigos, familiares o grupos de ayuda que compartan tus objetivos y filosofía.

Cada cuerpo es único y por ende tiene necesidades nutricionales distintas. Por lo tanto, es importante trabajar con un profesional de la salud, como un especialista en nutrición, para asegurarte de estar satisfaciendo todas tus necesidades nutricionales individuales.

Agradezco el tiempo que dedicaste a leer este libro y la paciencia para terminarlo. Espero que haya crecido tu conocimiento sobre la alimentación basada en plantas, que hayas derribado algunos mitos en torno a ésta y que, con una nueva confianza, estés en el camino de una vida más saludable.

Referencias bibliográficas

Aggarwal, B. B., & Harikumar, K. B. (2009). Potential therapeutic effects of curcumin, the anti-inflammatory agent, against neurodegenerative, cardiovascular, pulmonary, metabolic, autoimmune and neoplastic diseases. The International journal of biochemistry & cell biology, 41(1), 40-59. https://doi.org/10.1016/j.biocel.2008.06.010

Anderson, J. W., & Bush, H. M. (2016). Soy protein effects on serum lipoproteins: A quality assessment and meta-analysis of randomized, controlled studies. Journal of the American College of Nutrition, 35(1), 1-14. https://doi.org/10.1080/07315724.2014.976564

Barnard ND, Goldman DM, Loomis JF, et al. Plant-based diets for cardiovascular safety and performance in endurance sports. Nutrients. 2019;11(1):130. doi:10.3390/nu11010130

Black CD, Herring MP, Hurley DJ, O'Connor PJ. Ginger (Zingiber officinale) reduces muscle pain caused by eccentric exercise. J Pain. 2010 Sep;11(9):894-903. doi: 10.1016/j.jpain.2009.12.013. Epub 2010 Mar 13. PMID: 20227715.

Craig, W. J. (2009). Health effects of vegan diets. The American Journal of Clinical Nutrition, 89(5), 1627S-1633S. https://doi.org/10.3945/ajcn.2009.26736N

Craig, W. J., & Mangels, A. R. (2009). Position of the American Dietetic Association: Vegetarian diets. Journal of the American Dietetic Association, 109(7), 1266-1282. https://doi.org/10.1016/j.jada.2009.05.027

Daily JW, Zhang X, Kim DS, Park S. Efficacy of ginger for treating Type 2 diabetes: a systematic review and meta-analysis of randomized clinical trials. J Ethnopharmacol. 2015 Nov 4; 212: 215-23. doi: 10.1016/j.jep.2017.10.031. PMID: 29081314

Davis, B. C., & Kris-Etherton, P. M. (2003). Achieving optimal essential fatty acid status in vegetarians: Current knowledge and practical implications. The American Journal of Clinical Nutrition, 78(3), 640S-646S. https://doi.org/10.1093/ajcn/78.3.640S

Davis, B., & Melina, V. (2014). Becoming Vegan: Comprehensive Edition: The Complete Reference to Plant-Base Nutrition. Book Publishing Company.

Díaz-Juárez, J. A., Tenorio-López, F. A., Rodríguez-Ramírez, R., & Castañeda-Saucedo, M. C. (2019). Efectos de la preparación de alimentos sobre su contenido nutricional. Revista de investigación clínica, 71(4), 247-255. doi: 10.24875/ric.19002709

Giacosa A, Barale R, Bavaresco L, Gatenby P, Gerbi V, Janssens J, Johnston B, Kas K, La Vecchia C. Cancer prevention in Europe: the Mediterranean diet as a protective choice. Eur J Cancer Prev. 2013 Jul;22(4):90-5. doi: 10.1097/CEJ.0b013e328364f9d9. PMID

Gibson, R. S. (2019). Strategies for improving the bioavailability of micronutrients from plant-based diets. Journal of nutritional science, 8, e36. doi: 10.1017/jns.2019.27

Gibson, R. S., Bailey, K. B., & Gibbs, M. (2011). A review of phytate, iron, zinc, and calcium concentrations in plant-based complementary foods used in low-income countries and implications for bioavailability. Food and Nutrition Bulletin, 32(2), 227-242. doi: 10.1177/156482651103200307

Gilsing, A. M., Crowe, F. L., Lloyd-Wright, Z., Sanders, T. A. B., Appleby, P. N., Allen, N. E., & Key, T. J. (2010). Serum concentrations of vitamin B12 and folate in British male omnivores, vegetarians and vegans: results from a cross-sectional analysis of the EPIC-Oxford cohort study. European Journal of Clinical Nutrition, 64(9), 933-939. https://doi.org/10.1038/ejcn.2010.142

Greger, M. (2016). How Not to Die. Flatiron Books.

Grzanna R, Lindmark L, Frondoza CG. Ginger—an herbal medicinal product with broad anti-inflammatory actions. J Med Food. 2005 Summer;8(2):125-32. doi: 10.1089/jmf.2005.8.125. PMID: 16117603.

Herrick, K. A., Storandt, R. J., Afful, J., & Gahche, J. J. (2018). Vitamin and mineral supplement use among US adults: clinical implications for practitioners. Journal of the American Dietetic Association, 118(8), 1273-1292. doi: 10.1016/j.jand.2018.04.003

Jenkins, D. J., Blanco Mejia, S., Chiavaroli, L., & Sievenpiper, J. L. (2019). The role of legumes in cardiometabolic risk factors and outcomes: A systematic review and meta-analysis of randomized controlled trials. The American Journal of Clinical Nutrition, 110(3), 569S-579S. https://doi.org/10.1093/ajcn/nqz150

Kahleova, H., Levin, S., & Barnard, N. D. (2018). Vegetarian dietary patterns and cardiovascular disease. Progress in cardiovascular diseases, 61(1), 54-61.

Kumar, V., & Sinha, A. K. (2018). Plant-based diets and phytochemicals: potential in reducing risk of cancer.

Indian Journal of Medical Research, 148(Suppl), S54. doi: 10.4103/ijmr.IJMR_2049_18

Le, L. T., Sabaté, J. (2014). Beyond meatless, the health effects of vegan diets: findings from the Adventist cohorts. Nutrients, 6(6), 2131-2147. https://doi.org/10.3390/nu6062131

Li, S. S., Kendall, C. W., de Souza, R. J., Jayalath, V. H., Cozma, A. I., Ha, V., ... & Sievenpiper, J. L. (2014). Dietary pulses, satiety and food intake: A systematic review and meta-analysis of acute feeding trials. Obesity, 22(8), 1773-1780. https://doi.org/10.1002/oby.20782

Liu RH. Potential synergy of phytochemicals in cancer prevention: mechanism of action. J Nutr. 2004 Dec;134(12 Suppl):3479S-3485S. doi: 10.1093/jn/134.12.3479S. PMID: 15570057.

Mangels, A. R., & Messina, V. (2011). Considerations in planning vegan diets: Children. Journal of the American Dietetic Association, 111(6), 774-778. doi: 10.1016/j.jada.2011.03.011

Mangels, A. R., Messina, V., & Messina, M. (2011). The Dietitian's Guide to Vegetarian Diets: Issues and Applications. Jones & Bartlett Publishers.

Mangels, R., & Messina, V. (2020). Considerations in planning vegan diets: Infants through adulthood. Journal of the American Dietetic Association, 120(10), 1682-1689. doi: 10.1016/j.jand.2020.05.015

Mashhadi, N. S., Ghiasvand, R., Askari, G., Hariri, M., Darvishi, L., & Mofid, M. R. (2013). Anti-oxidative and anti-inflammatory effects of ginger in health and physical activity: review of current evidence. International journal of preventive medicine, 4(Suppl 1), S36-42.https://www.ncbi.nlm.nih.gov/pmc/articles/PMC3665023/

McMacken, M., & Shah, S. (2017). A plant-based diet for the prevention and treatment of type 2 diabetes. Journal of Geriatric Cardiology: JGC, 14(5), 342–354. https://doi.org/10.11909/j.issn.1671-5411.2017.05.009

Melina, V., Craig, W. J., & Levin, S. (2016). Position of the Academy of Nutrition and Dietetics: Vegetarian diets. Journal of the Academy of Nutrition and Dietetics, 116(12), 1970-1980. https://doi.org/10.1016/j.jand.2016.09.025

Messina, V. (2014). Nutritional and health benefits of dried beans. The American journal of clinical nutrition, 100(suppl_1), 437S-442S. https://doi.org/10.3945/ajcn.113.071472

Messina, V. (2018). Nutritional and health benefits of dried beans. The American Journal of Clinical Nutrition, 108(Supplement_3), 453S-457S. https://doi.org/10.1093/ajcn/nqy188

Messina, V., & Messina, M. (2010). The role of soy in vegetarian diets. Nutrients, 2(8), 855-888. https://doi.org/10.3390/nu2080855

Papanikolaou, Y., Fulgoni, V. L., & Vlachos, D. (2020). Bean consumption is associated with greater nutrient intake, reduced systolic blood pressure, lower body weight, and a smaller waist circumference in adults: Results from the National Health and Nutrition Examination Survey 1999-2012. Journal of Nutrition and Metabolism, 2020, 1572673. https://doi.org/10.1155/2020/1572673

Pawlak, R., Parrott, S. J., Raj, S., Cullum-Dugan, D., & Lucus, D. (2018). How prevalent is vitamin B12 deficiency among vegetarians? Nutrition Reviews, 76(3), 217-226. https://doi.org/10.1093/nutrit/nux067

Reed, M. (2019). Plant-Based Nutrition, 2E (Idiot's Guides). Alpha Books.

Sabaté, J., & Wien, M. (2010). A perspective on vegetarian dietary patterns and risk of metabolic syndrome. The British journal of nutrition, 104(S1), S3-S11. https://doi.org/10.1017/S0007114510004015

Satija, A., Bhupathiraju, S. N., Rimm, E. B., Spiegelman, D., Chiuve, S. E., Borgi, L., ... & Hu, F. B. (2016). Plant-based diet index and risk of total, cardiovascular, and cancer mortality in the Health Professionals Follow-up Study. Journal of the Academy of Nutrition and Dietetics, 116(9), 1443-1453.

Satija, A., Bhupathiraju, S. N., Rimm, E. B., Spiegelman, D., Chiuve, S. E., Borgi, L., ... Hu, F. B. (2019). Plant-Based Dietary Patterns and Incidence of Type 2 Diabetes in US Men and Women: Results from Three Prospective Cohort Studies. PLOS Medicine, 16(3), e1002892. https://doi.org/10.1371/journal.pmed.1002892

Satija, A., Bhupathiraju, S. N., Spiegelman, D., Chiuve, S. E., Manson, J. E., Willett, W., Rexrode, K. M., Rimm, E. B., Hu, F. B. (2017). Healthful and Unhealthful Plant-Based Diets and the Risk of Coronary Heart Disease in U.S. Adults. Journal of the American College of Cardiology, 70(4), 411-422. https://doi.org/10.1016/j.jacc.2017.05.047

Singh, P. N., Sabaté, J., Fraser, G. E. (2003). Does low meat consumption increase life expectancy in humans? The American Journal of Clinical Nutrition, 78(3 Suppl), 526S-532S. https://doi.org/10.1093/ajcn/78.3.526S

Tariq, A., & Lone, K. P. (2018). Nutritional value and health benefits of pulses. In Advances in Food and Nutrition Research (Vol. 84, pp. 79-117). Academic Press. https://doi.org/10.1016/bs.afnr.2017.11.002

Turner-McGrievy, G. M., & Davidson, C. R. (2014). Comparison of plant-based diets: a review of literature. The Journal of the Academy of Nutrition and Dietetics, 114(7), 1057-1070

Tuso PJ, Ismail MH, Ha BP, Bartolotto C. Nutritional update for physicians: plant-based diets. Perm J. 2013 Spring;17(2):61-6. doi: 10.7812/TPP/12-085. PMID: 23704846; PMCID: PMC3662288.

Tuso, P. J., Ismail, M. H., Ha, B. P., & Bartolotto, C. (2013). Nutritional update for physicians: plant-based diets. The Permanente Journal, 17(2), 61-66.

Viguiliouk, E., Blanco Mejia, S., Kendall, C. W., Sievenpiper, J. L., Canavate R., Vidgen, E., & Leiter, L. A. (2019). Effect of vegetarian dietary patterns on cardiometabolic risk factors in diabetes: A systematic review and meta-analysis of randomized controlled trials. Clinical Nutrition, 38(3), 1133-1145. https://doi.org/10.1016/j.clnu.2018.05.032

Watanabe, F. (2007). Vitamin B12 sources and bioavailability. Experimental Biology and Medicine, 232(10), 1266-1274. https://doi.org/10.3181/0703-MR-67

Willett W, Rockström J, Loken B, et al. Food in the Anthropocene: the EAT–Lancet Commission on healthy diets from sustainable food systems. Lancet. 2019;393(10170):447-492. doi:10.1016/S0140-6736(18)31788-4

Wright, N., Wilson, L., Smith, M., Duncan, B., & McHugh, P. (2018). The BROAD study: A randomised controlled trial using a whole food plant-based diet in the community for obesity, ischaemic heart disease or diabetes. Nutrition & Diabetes, 8(1), 1-9. doi: 10.1038/s41387-018-0067-4

De tu centro a la mesa. Manual para una alimentación basada en plantas, de José David Hutchinson Camacho, se terminó de editar en abril de 2023. El cuidado de la edición estuvo a cargo de Marisol Vera Guerra y de su autor.

https://edicionesmorgana.wixsite.com/marisol

Ediciones Morgana México
servicios editoriales independientes